Klaus Oberbeil
Die Zuckerfalle

Klaus Oberbeil

Die Zuckerfalle

Wie uns das weiße Kristall dick und krank
macht und was wir dagegen
tun können

Herbig

Die Informationen, Tipps und Hinweise in diesem Buch sind vom Autor nach bestem Wissen und Gewissen zusammengestellt und geprüft worden. Sie ersetzen aber bei bestehenden Beschwerden nicht die Konsultation eines Arztes oder eine anderweitige medizinische Betreuung.

Besuchen Sie uns im Internet unter
www.herbig-verlag.de

1. Auflage März 2004
2. Auflage Juli 2004
3. Auflage August 2004
4. Auflage August 2004
5. Auflage Oktober 2004
6. Auflage Februar 2010

Gedruckt auf chlorfrei gebleichtem Papier

© 2004 F. A. Herbig Verlagsbuchhandlung GmbH, München
Alle Rechte vorbehalten
Umschlagfoto: Stockfood, München
Satz und Herstellung: VerlagsService Dr. Helmut Neuberger
& Karl Schaumann GmbH, Heimstetten
Gesetzt aus: 11/14,4 Punkt Rotis Sans Serif
Druck und Binden: GGP Media GmbH, Pößneck
Printed in Germany
ISBN 978-3-7766-2377-2

INHALT

Die Alarmglocken schrillen 11

KAPITEL I
Das Nahrungsmittel Zucker 13

1 Zucker: vom natürlichen Lebensspender
zum süßen Gift 15
Ohne Zuckermoleküle ist kein Leben möglich 15
Dieses Buch will warnen 16
Frei werden von der Sucht nach Süßem 17

2 Die Geschichte des Zuckers:
Wie das weiße Kristall zu uns kam 18
Zuckerimport auf Hochtouren 18
Die Zuckerrübe wird entdeckt 19

3 So entsteht die Sucht nach Süßem 21
Auch Tiere lieben Süßes 21
Verführerische Glukose 22
Faszinierender Stoffwechsel: der Zucker im Blut 24
Gehirn und Nerven brauchen Blutzucker 25

4 Zuckerproduktion: Umsatzzahlen stimmen 27
Verarbeitungszucker: versteckt in Lebensmitteln 27
Kleines Zucker-Lexikon 29
Die getarnten Zuckerarten 30

5 Die süßen Verführer 32
Hochbetrieb in Zuckerfabriken 32
Die Nutznießer 33
Vertriebsstrategen unter sich 34

Auch Zucker ist eine Droge 35
»Verantwortungslos« – so nennen es Ärztinnen und Ärzte 35
Muss uns die Zuckerindustrie täuschen? 36
Wissenschaftler sehen es anders 37

KAPITEL II
Wie aus Zucker Fett entsteht 39

1 Schwabbelpolster und Speckdepots 41
Schlank ist nicht gleich schlank 42
Die leeren Fettzellen 42
Zwei gertenschlanke Mädchen 43
Übergewicht als Hypothek in Alltag und Beruf 44

2 Fettmoleküle aus dem Rohstoff Zucker 46
Fleißige Einbauenzyme 46
Der Stoffwechsel baut Glukose in Triglyzeride um 47
Die »Einbahnstraße Fett« 47
Dickmacher Insulin 49
Fettleibigkeit: Gesundheitsbedrohung Nr. 1 50

KAPITEL III
Zuckerkrank durch Zucker 53

1 Volkskrankheit Diabetes 55
Warum Zucker Diabetes verursacht 57
Fest verpackte Apfelkerne 58
Unsere arme Bauchspeicheldrüse 59
Ideale Blutzuckerwerte 60
Leidenschaften fressen Blutzucker 60
Die schlimmen Folgen von Diabetes 61
Der ganze Körper ist betroffen 62
Die Katastrophe 63

2 Hohe Kosten für den Steuerzahler 64

Höchster Alarm 65
Gefahr durch Übergewicht 66
Gesund ernähren 66
Auch Bier kann schädlich sein 68
Finger weg von Zigaretten 68
Natürliche Substanzen helfen 69
Warum Bewegung für Diabetiker so wichtig ist 72

KAPITEL IV
Bluthochdruck – der süße Tod 75

1 Thema Bluthochdruck, Herz-Kreislauf-Beschwerden 77

Das tödliche Quartett 77
Gesunder und bedenklicher Blutdruck 80
Zucker: der neu entdeckte Risikofaktor 81
Bluthochdruck durch Insulin 81

2 Auch Arterien können leiden 83

Ein Professor in Texas 83
Frauen haben erhöhtes Risiko 84
Was kann man tun? 86
Treppenstufen senken Blutdruck 87

KAPITEL V
Kariesgefahr durch Zucker 89

1 Jeder Mensch kann schöne Zähne haben 91

Wie Karies entsteht 92
Gefährlich: viele kleine süße Snacks 93
Je süßer, desto ungesünder 93

2 Zahnwurzeln sind besonders gefährdet 95

Schutzfaktor Speichel 95

7

Angegriffene Zähne rechtzeitig retten   96
Käse hilft   97

KAPITEL VI
Nerven und Psyche –
Zuckerkonsum kann unglücklich machen 99

1 Seelisches Leid – verursacht durch Zucker 101
Ohne Glukose ein Nervenbündel   101
Warum Blutzucker für Nerven so wichtig ist   102
Stress ist ein Glukoseräuber   102
Machen Candy-Riegel dumm?   103

2 Modekrankheit Hypoglykämie 104
Der heimliche Griff zur Schokolade   104
Frauen sind häufiger betroffen   105
Glukosemangel macht reizbar   106
Den Tieren abgeguckt   106
Weibliche Rudeltiere sind intelligenter   107

3 Zuckeropfer auf der Couch des Psychiaters 108
Die Jugendlichen von San Luis Obispo   108
Süßes macht aggressiv   109
Auf das Frühstück kommt es an   110
Warum Eiweiß zum Frühstück so wichtig ist   110

KAPITEL VII
Zuckersucht: Gefahr für unsere Kinder 113

1 Kinder sind besonders gefährdet 115
Babys mögen's süß   115
Irreführende Etiketten   116
Experten empfehlen   116

Sucht nach süßen Getränken 117
Kinder mit Altersdiabetes 118
Mädchen und Jungen – katastrophal ernährt 118

2 An Schulen verboten 120
Süßes Lob 120
»Wir haben euch was mitgebracht« 121
Im Innern der Kinder sieht es anders aus 122
Dicke Kinder werden zu Außenseitern 122
Ähnliche Verhältnisse auch bei uns 124
Lebenserwartung sinkt 125
Warnhinweise auf Etiketten: blau für Zucker, gelb für Fett 125
Pommes und Cola: eine verhängnisvolle Kombination 126
Alcopops: die neue bedrohliche Versuchung 127
Mediziner warnen 130

3 Lebenserwartung und Lebensqualität sinken 132
Prä-Diabetes: das neue besorgniserregende Schlagwort 133
Noch süßer durch Fruktosesirup 134
Zu viel Fruchtzucker 135
Jede Limo, jedes Cola stimuliert Übergewicht 137

KAPITEL VIII
Gesund ohne Zucker: das Ernährungsprogramm 139

1 Fit ohne Zucker 140
Nicht aufrichtig mit sich selbst 140
Selbsttest: Wie abhängig bin ich vom Zucker? 141
Wie viel Zucker esse ich eigentlich? 142
Schubladen, Regale, Kühlschränke ausräumen 143
Auch Süßstoffe sind ungesund 144

2 Auf das Frühstück kommt es an 147
Die 20 besten Frühstücksideen 148
Mittags kerngesund essen 152
Abends köstliche Rohkostplatten 153

3 Der weiße Kristallzucker – aller Biostoffe beraubt 155

Boron macht Pflanzenhormone lebendig 155
Chrom für den Glukose-Stoffwechsel 156
Eisen lässt Zellen atmen 157
Jod – das Biowunder 158
Kaliumbombe Zuckerrübe 158
Ist Zucker wichtiger als Kalzium? 159
Kupfer – ein faszinierendes Element 160
Magnesium – Freund unserer Körperzellen 161
Mangan, die Stimmungskanone 162
Selen, die Zellpolizei 163
Zink ist ein Individualgenie 164
Süß essen und trinken ohne Zucker und Süßstoff 165

Wichtige Adressen, bei denen man sich erkundigen
und Rat einholen kann 168

Wissenschaftliches Quellenverzeichnis 170

Die Alarmglocken schrillen

Der hohe Konsum an Zucker in Nahrungsmitteln wird zur Gefahr für jeden Einzelnen von uns, für die Familien, für die Volksgesundheit: Das süße Kristall macht übergewichtig und dick. Es kann unsere Gesundheit ebenso bedrohlich angreifen wie Genussgifte, wie Alkohol, Nikotin, Kaffee oder auch Medikamente.

Wenn Kinder über Jahre hinweg zu viel Süßigkeiten oder süße Getränke erhalten, entwickeln sie bis zu dreimal so viel Fettzellen wie normal. Die Folge: ein lebenslanger, oft vergeblicher Kampf gegen wuchernde Extrapfunde. Anhaltender Zuckerkonsum erhöht die Gefahr, an Diabetes zu erkranken. Bereits jetzt leidet jeder Zehnte von uns an dieser verheerenden Volkskrankheit.

Übermäßiger Genuss von Zucker, Süßem und süßen Getränken kann zu Bluthochdruck führen und damit zu Risikofaktoren für Arteriosklerose, Herzinfarkt, Schlaganfall. Auch Karies ist eine Volkskrankheit, verursacht durch Zucker.

Aber Süßes bringt Profit, verkauft sich gut. Nahezu jedes zweite fertig verpackte Lebensmittel in unseren Supermärkten enthält Zucker oder Zuckerzusätze, die auf dem Etikett meist durch wenig bekannte Bezeichnungen getarnt sind, wie z. B. Dextrose, Glukose usw. Unterstützt von raffinierten Verkaufs- und Werbestrategien macht uns die zuckerverarbeitende Industrie zu Sklaven und kranken Opfern der süßen Verführung.

KAPITEL I

Das Nahrungsmittel Zucker

- Ohne Zuckermoleküle können wir nicht leben

- Wie Zucker süchtig macht

- Die Geschichte des Zuckers

- Warum unser Stoffwechsel Zucker braucht

- Die Zuckerproduktion

- Kleines Zucker-Lexikon

- Auch Zucker ist eine Droge

1 Zucker: vom natürlichen Lebensspender zum süßen Gift

Es ist ein weißes Kristall, das verführerisch süß auf der Zunge schmilzt. Viele Menschen sind süchtig danach, manche so abhängig, dass sie von dem Verlangen nach Süßem regelrecht beherrscht werden. Immer wieder, oft instinktiv, unbewusst, erfolgt der Griff zur Schokolade, zum Marzipanriegel, zu einer süßen Cremeschnitte. Nicht selten verdirbt das schlechte Gewissen den Genuss am Verzehr: »Ich wollte doch eigentlich auf Süßes verzichten. Immer häufiger liest man jetzt, Zucker macht dick und krank, belastet den Stoffwechsel, ist Ursache von Befindlichkeitsstörungen, Beschwerden, Krankheiten.« Tatsächlich warnen immer mehr Wissenschaftler davor, Opfer der süßen Verführung zu werden. Längst ist der Zucker ausgemacht als Verursacher körperlichen oder seelischen Leids. Weil Zucker als natürlicher Lebensspender vom Stoffwechsel »angefordert« wird, reagieren die Geschmacksnerven auf Zunge und Gaumenschleimhaut mit Suchtpotenzial. Wer viele Monate oder Jahre lang Süßes isst oder trinkt, programmiert sich so sein eigenes Suchtverhalten. Der krankhafte Zwang nach Süßem hat dann nichts mehr mit »Charakterschwäche« oder einem lediglich inkonsequenten Ernährungsverhalten zu tun. Sondern er wird zur Krankheit.

Ohne Zuckermoleküle ist kein Leben möglich

Der weiße Dosenzucker, die Raffinade, hat freilich mit natürlichen Zuckermolekülen nichts gemeinsam. Pflanzen produzieren eine Fülle unterschiedlicher Kohlenhydrate, die als Einfach-, Zweifach- oder Mehrfachzucker klassifiziert werden, als so genannte Mono-, Di- oder Polysaccharide. Sie bestehen aus den Elementen Kohlenstoff, Wasserstoff und Sauerstoff. Ihre kleinsten Bausteine, die Einfachzucker wie z. B. Glukose, speisen als Zellbrennstoff alles Leben auf Erden. Pflanzen und Tiere gewinnen daraus ihre Zellenergie, Tiere und wir Menschen darüber hinaus auch unsere Körperwärme. Ohne diese natürlichen Zuckermoleküle würden wir am wärmsten Sommertag erfrieren.

Zucker und Zucker sind also zweierlei. Von der Natur ersonnen als Katalysator von täglich Trillionen chemischen Stoffwechselreaktionen in unserem Körper. Als vitalisierende Moleküle, die uns mit Lebensenergie speisen, uns körperlich und seelisch in Schwung halten. Den anderen Zucker hat die Industrie entwickelt, süße Kristalle herausgelöst aus dem Verbund kostbarer Vitamine und Mineralstoffe in Zuckerrüben oder Zuckerrohr. Es ist das moderne Gift. Wissenschaftler bezeichnen die süße Verführung als nicht minder bedrohlich für die Volksgesundheit als Zigaretten, Alkohol, Kaffee – oder auch Drogen wie z. B. Haschisch.

Dieses Buch will warnen

Denn der Zuckerverzehr in Deutschland steigt und steigt – und die gesundheitlichen Folgeschäden sind alarmierend. Nahezu jeder Zweite von uns hat Übergewicht, auch jedes zweite Schulkind, vor allem deshalb, weil zu viel Süßes gegessen, genascht, getrunken wird.

Dicke Menschen sind besonders gefährdet, an Diabetes vom Typ 2 zu erkranken, der Zuckerkrankheit, die noch vor wenigen Jahren als Altersdiabetes bezeichnet wurde. Über acht Millionen Deutsche sind bereits betroffen, viele von ihnen ohne von ihrer Krankheit zu wissen. Die Steigerungsrate bei den 30-Jährigen innerhalb der letzten Jahre betrug 70 Prozent. Dr. Olga Kordonouri, Leiterin der Diabetes-Ambulanz am Berliner Charité-Krankenhaus erklärt: »Rund 35 Prozent aller übergewichtigen Kinder haben die Vorstufe zum Diabetes-Typ zwei, bei jedem zwanzigsten Kind ist die Krankheit bereits ausgebrochen. Was uns so große Sorgen bereitet, ist die Steigerungsrate. Nach oben scheint es kein Ende zu geben.«

»Überall ist heute Zucker drin«, ergänzt Professor Dr. Peter Bottermann von der Deutschen Diabetes-Gesellschaft. »Der Zuckerverbrauch ist einfach zu hoch, alles muss süß schmecken. Wo gibt es an Schulen noch Milch zu trinken?«

Neuerdings wird der süße Zucker auch als Hauptübeltäter bei der Entstehung von Bluthochdruck und Herz-Kreislauf-Erkrankungen enttarnt. Unübersehbar sind die Folgeschäden und -kosten: Medikamente, ärztliche Betreuung, Operationen, Krankenhauskosten, Arbeits- und Produktionsausfälle usw.

Das süße weiße Kristall, industriell aus dem Komplex gesunder Kohlenhydrate herausgetrennt, wird zum Gift, zur Bedrohung unserer Volksgesundheit.

Frei werden von der Sucht nach Süßem

Dieses Buch informiert ausführlich über die Geschichte des Zuckers, die Rolle der Zuckermoleküle in der Natur. Er erläutert, wie Übergewicht oder Krankheiten durch zu hohen oder ungehemmten Verzehr von Süßem entstehen, schildert in einem speziellen Kapitel die Gefahren für Kinder und Heranwachsende. Ein Entwöhnungs- und Ernährungsprogramm mit Selbsttest und Anleitungen führt den Leser an der Hand, weist ihm den Weg zu gesunden Ess- und Lebensgewohnheiten.

2 Die Geschichte des Zuckers: Wie das weiße Kristall zu uns kam

Der älteste Hinweis auf Zucker als Süßungsmittel stammt aus China. Schon vor rund 5000 Jahren süßten hochrangige Mitglieder und Familien der Dynastien ihren Tee mit Zucker. Später breitete sich das verführerische Lebensmittel in Ostasien aus, gelangte nach Indien und nach Persien. Um 500 v. Chr. hatten die findigen Perser bereits eine Methode entwickelt, Zucker »industriell« herzustellen. Sie stellten trichterförmige Behälter aus Ton oder Holz her und füllten sie mit dem erhitzten Dicksaft aus Zuckerrohr. Der Saft tropfte als dunkler Sirup ab, zurück blieb eine feste Masse, die nach und nach kristallisierte. Schließlich wurde der Trichter umgestülpt – gewonnen war ein fester Kegel mit der süßen, begehrten Masse.

Im Jahr 1096 begann der erste Kreuzzug, der von der mittelalterlichen Kirche geförderte Krieg gegen die Ungläubigen und für die Eroberung Jerusalems und des Heiligen Lands. Dabei machten die Kreuzritter in der Nähe von Tripolis erstmals Bekanntschaft mit einem süßen, schilfartigen Rohr, das von den Einheimischen Zukra genannt wurde. Sie brachten ihre Entdeckung mit heim nach Mitteleuropa. Von da an war Zukra, beziehungsweise Zucker, ein heiß begehrtes Lebensmittel. Freilich auch nur bei der Aristokratie, denn das gemeine Volk konnte sich diese Köstlichkeit gar nicht leisten.

Zuckerimport auf Hochtouren

Bevor Kolumbus im Jahr 1492 die Neue Welt entdeckte, kamen die Zuckertransporte vornehmlich aus Ländern des Mittelmeerraums, speziell aus Nordafrika oder Südspanien. Nun aber stellte sich heraus, dass das bis zu sieben Meter hohe Zuckerrohr in subtropischen Regionen Mittelamerikas weit üppiger gedieh, die dicken Stängel weit mehr zuckersafthaltiges Mark entwickelten.

Immer mehr Plantagen wurden jetzt angelegt, in der Karibik, in heutigen US-Südstaaten wie Louisiana, Alabama oder Georgia, auf Kuba, wo ja die Zuckerrohrproduktion immer noch wesentlich zum Volkseinkommen beiträgt. Segelschiffe verfrachteten große Mengen Rohrzucker aus Übersee nach Europa, auch die Raffinade zu verwertbarem Haushaltszucker war aufwendig und teuer. So blieb Zucker noch bis zum Beginn des 19. Jahrhunderts Luxusartikel für Adelige, Reiche und herrschende Klassen.

Die Zuckerrübe wird entdeckt

1747 bekam das Zuckerrohr einen Konkurrenten. Der deutsche Wissenschaftler Andreas Sigismund Marggraf fand nämlich heraus, dass die einheimische Runkelrübe genauso viel Zuckerrohstoff enthielt wie das Zuckerrohr aus Übersee. Knapp ein Vierteljahrhundert später gewann Marggrafs Schüler Franz Carl Achard erstmals Kristallzucker aus Rüben. Als Folge davon entstand im schlesischen Cunern die erste Zuckerfabrik der Welt.

Marggrafs Entdeckung und Achards Tatkraft führten nun bald dazu, dass Zucker auch ein Lebensmittel fürs Volk wurde. Schon bald nämlich entwickelte sich zwischen Rüben- und Rohrzucker ein so erbitterter Konkurrenzkampf auf dem Weltmarkt, dass die Preise sanken. Heute ist der weiße Dosenzucker, die Raffinade, Bedarfsgut für jedermann. Von den rund 400 Millionen Tonnen Zucker, die weltweit jährlich gewonnen werden, stammt etwa ein Drittel aus der Zuckerrübe.

Zuckerproduktion: Von der Rübe zur Raffinade

Rüben werden im März oder April ausgesät und im Herbst geerntet, sie enthalten dann in ihrer üppigen Speicherwurzel rund 17 Prozent Zucker. Die Zuckerrübe ist frostanfällig, muss deshalb nach der Ernte möglichst rasch verarbeitet werden.

Nach der Anlieferung in der Zuckerfabrik werden die Rüben in einer Waschtrommel gewaschen, danach zu Schnitzeln zerkleinert und anschließend mit heißem Wasser überbrüht. So wird den Schnitzeln der Zucker entzogen, der so genannte Rohsaft entsteht. Durch Zusatz von Kalkmilch und Kohlensäuregasen werden alle unerwünschten Nichtzuckersubstanzen abgetrennt. Der übrig gebliebene heiße Schlammsaft wird filtriert und gereinigt, danach in Verdampfern wieder eingedickt.

Der so gewonnene Dicksaft hat bereits einen Zuckergehalt von rund 70 Prozent. In der Kochstation wird der Saft weiter eingedickt, bis sich schließlich Zuckerkristalle abscheiden. In Zentrifugen werden diese Kristalle vom Sirup abgetrennt. Diese so genannte Melasse besteht immer noch etwa zur Hälfte aus Zucker, der sich jedoch nicht mehr kristallisieren lässt. Melasse, enorm reich an Vitaminen und Mineralstoffen, wird vorwiegend als Mastfutter verwendet.

Der noch feuchte Zucker aber wird getrocknet, gekühlt und landet schließlich als weißer Kristallzucker, die Raffinade, in den Zuckersilos.

3 So entsteht die Sucht nach Süßem

Wenn ein Baby zur Welt kommt, spürt es sofort die wohlige, schützende Wärme der Mutter. Und es schmeckt die Süße des Kolostrums, der Muttermilch der ersten Tage. Schon während dem Saugen bauen Amylase-Enzyme im Speichel Kohlenhydrate in der Muttermilch zu Glukose ab. Diese Zuckermoleküle schmecken süß, speisen das Verlangen nach mehr Nahrung und damit die Voraussetzungen für ein kräftiges Wachstum. Muttermilch besteht bis zu sieben Prozent aus Kohlenhydraten. In Mundschleimhaut, Magen und Darm werden sie zu Glukose abgebaut, ihrer kleinsten Einheit, und ans Blut abgegeben. Die jetzt im Blut zirkulierenden Glukose-Moleküle werden auch als Blutzucker bezeichnet. Alle Körperzellen, und insbesondere auch die Gehirn- und Nervenzellen, warten bereits sehnsüchtig auf die kleinen lebensspendenden Blutzuckermoleküle, die im Laufe der 24 Stunden eines Tages für Trillionen chemische Stoffwechselreaktionen im Körper unerlässlich, direkt und indirekt an ihnen beteiligt sind.

Auch Tiere lieben Süßes

Dass Glukose süß schmeckt, damit den feinsten Genuss unter den Geschmacksnuancen bietet, hat die Natur eingerichtet, um Leben zu spenden und zu erhalten. Kühe auf der Weide verbringen behagliche Stunden des Wiederkäuens, bei dem aus ballaststoffhaltiger Grasnahrung mit Hilfe ihrer Speichel-Enzyme Kohlenhydrate zu dem köstlich schmeckenden Glukose-Zucker abgebaut werden. Wenn das Weidegras auf Zunge und Gaumen keine Glukose hinterlassen würde, würde es dem Vieh nicht schmecken, und es würde natürlich aufhören zu weiden.

Landwirte wissen, dass ihre Stalltiere unmäßig Zucker fressen und nicht mehr damit aufhören würden, wenn sie damit gefüttert würden. Deshalb ist die zuckerreiche Melasse, der Siruprückstand bei der Zuckerherstellung, auch beliebtes Mastmittel. Wenn Kühe, Ochsen, Schweine oder andere Masttiere keinen Appetit auf das Futter in ihren Trögen zeigen, wird einfach Melasse untergemischt. Das Verlangen nach Süßem ist ganz natürlich. In der Tierhaltung wird es zum Instrument größerer, schnellerer Masterfolge. Doch der Sprung vom veterinärischen Nutzen zur humanen Verführung ist nicht weit. Die Zuckerindustrie hat dies längst erkannt.

Verführerische Glukose

Unser Stoffwechsel braucht Glukose, die kleinsten Bausteine der Kohlenhydrate. Kohlenhydratreiches Obst, Gemüse, Kartoffeln, Reis, Vollkornprodukte sind für die Natur und für unsere Verdauung und unser Stoffwechselsystem lediglich Rohstoffe zur Glukose- und Blutzuckergewinnung. Man könnte auch sagen: Die Natur ist nur an Glukose »interessiert«, deshalb arbeiten Magen und Darm unter dem Einsatz ihrer Spaltungsenzyme recht energisch und zielstrebig daran, den Nahrungsbrei aufzuspalten und die einzelnen Bestandteile, wie Glukose, Eiweißbausteine (Aminosäuren), Fettsubstanzen, Vitamine, Mineralstoffe ans Blut abzugeben.

Weil Glukose, der Blutzucker, eine Vorreiterrolle bei allen chemischen Reaktionen in unserem Organismus spielt, werden Kohlenhydrate als Erstes abgebaut. Komplexe Kohlenhydrate – sie sind eingekapselt z. B. in den Zellen von Gemüse oder Getreide – liefern nach etwa 30 Minuten ihre ersten Glukosetransporte ans Blut ab. Erst viel später, oft nach Stunden, folgen die Eiweiß- oder Fettbestandteile.

Zucker ist aber bereits befreit von allen komplexen Bindungen, er ist praktisch reinster Blutzucker, die Schleimhäute im Dünndarm haben nicht viel Mühe damit, die Glukose-Moleküle aus Zucker ins Gefäßsystem einzuschleusen. Deshalb wirkt Zucker für uns so verführerisch auf Gaumen und Zunge wie für Babys die süßen Glukose-Moleküle aus Kolostrum und Muttermilch. Wenn wir einen Bissen Brot oder Zwieback lange genug einspeicheln und kauen, schmecken wir die zunehmende Süße der enthaltenen Zuckersubstanzen.

An diesem Mechanismus wird sich nie etwas ändern. Selbst in Tausenden, Hunderttausenden Jahren wird Zucker begehrliches, bedrohliches Suchtpotenzial haben. Weil unsere Existenzfähigkeit auf lebenserhaltende Glukose einprogrammiert ist. Und: Unsere Gene, unsere Erbanlagen in den Chromosomen, ändern sich nicht. Sie decken sich heute noch zu etwa 98 Prozent mit denen der Schimpansen, unserer Urvorfahren aus der Tierwelt. So bleibt Zucker das Lebensmittel, das uns beherrscht, uns gegebenenfalls tyrannisiert. Weil wir Menschen in unserer selbst geschaffenen modernen Welt gewissermaßen Spielzeug profitbestimmter Unternehmen sind, gelten kommerzielle Interessen und Bilanzgewinne. Die Konkurrenz, der Machtkampf um Marktanteile, wird zunehmend aggressiver geführt. Kaum ein anderes Genussmittel eignet sich besser als Zucker, um uns zu gewinnspendenden Konsumenten zu machen, zu Opfern im Räderwerk der Profitindustrien. Abgesehen vielleicht von Zigaretten, Alkohol oder auch Kaffee – oder, im verbrecherischen Milieu von Halb- und Unterwelt, die echten Rauschgifte wie Haschisch, Kokain, Heroin.

Kohlenhydrate: Mannigfaltige Bausteine der Natur

Pflanzen bestehen vorwiegend aus Kohlenhydraten. Weil aber in der langen Evolutionsgeschichte auf Erden über 300 000 Pflanzenarten entstanden sind, reichte ein einziger Grundbaustein nicht aus. Deshalb hat die Natur eine ganze Reihe unterschiedlicher Monosaccharide oder Einfachzucker entwickelt, die sich im Wesentlichen durch die Anzahl der Kohlenstoffatome im Molekül unterscheiden.

Monosaccharide. Diese Kohlenhydratbausteine sind so klein, dass sie nicht noch weiter gespalten werden können. Die Familie dieser Einfachzucker hat verschiedene Mitglieder oder Geschwister: Triosen verfügen über drei Kohlenstoffatome, Tetrosen über vier, Pentosen über fünf und Hexosen über sechs Kohlenstoffatome. Zu diesen Hexosen zählen die süßen Zucker, Glukose, Fruktose (der Fruchtzucker) und Galaktose (Bestandteil von Milchzucker).

Disaccharide. Sie bestehen aus zwei Zuckermolekülen, zu ihnen zählt Saccharose, der Rohr-und Rübenzucker, mit seinen beiden Zuckerbestandteilen Glukose und Fruktose. Der Malzzucker (Maltose) setzt sich aus zwei Molekülen Glukose zusammen, der Milchzucker (Laktose) aus je einem Molekül Glukose und Galaktose.

Polysaccharide. In ihnen sind durch bestimmte Verbindungen oft beträchtliche Mengen von Einfachzuckern zusammengeschlossen. Volkstümlichste Polysaccharide sind wohl die Stärke in Kartoffeln. Aber auch die Zellulose als Gerüstsubstanz hochwachsender Sträucher und Bäume zählt zu diesen Mehrfachzuckern.

Wenn Wissenschaftler die Kartoffelstärke unter die Lupe nehmen, stellen sie fest, dass sie sich wiederum aus zwei unterschiedlichen Polysacchariden zusammensetzt: aus Amylose, mit bis zu rund 1000 Glukose-Molekülen, und aus Amylopektin, mit bis zu 20000 solcher Einfachzuckerbauteilen. Übrigens bestehen auch die Zeitungen, die wir lesen, aus Polysacchariden, ebenso wie Stoffe, mit denen wir uns bekleiden oder nachts zudecken: Leinen oder Baumwolle.

Es gibt auch Mehrfachzucker, die so faserig und fest verknüpft sind, dass sie sich nicht verdrehen lassen – fabelhaftes Baumaterial also z. B. für hochwachsende Kiefern, Eichen oder andere Bäume. Wer sein Zuhause aus Holz baut, wohnt demnach in Wänden aus Kohlenhydraten.

Faszinierender Stoffwechsel: der Zucker im Blut

Vielleicht gerade noch im Spinatblatt, jetzt als Monosaccharid im Blut: Das Glukose-Molekül zeigt nun, was in ihm steckt. Nachdem sich Blutzucker aus der Nahrung gleichmäßig in dem insgesamt

100 000 Kilometer langen Gefäßlabyrinth eines Menschen ausgebreitet hat, entert er die Zellen. Dies geschieht über so genannte Rezeptoren, winzige Einlasstürchen in der äußeren Schutzhaut der Zelle. Die Zelle öffnet sich dem Blutzucker bereitwillig. Denn sie benötigt ihn als Energietreibstoff für die vielen Energiebrennkammern, die so genannten Mitochondrien. Hier wird Glukose mit Hilfe von Sauerstoff und anderen Substanzen zu dem nötigen Energiefeuer entfacht, mit dem die Zelle ihren regen Stoffwechsel am Leben erhält. Zwar können Zellen, insbesondere Muskelzellen, auch Fettmoleküle zu Energie verheizen. Doch die sofort entflammbare, spontan lebensspendende Energie liefert der Blutzucker.

Jeder von uns hat es schon erlebt: Wenn wir längere Zeit nichts gegessen und richtig Heißhunger haben, stürzen wir uns als Erstes auf Kohlenhydratreiches: den Reis, die Nudeln, das Brot auf dem Teller. Wenn Raubtiere, wie z. B. Leoparden oder Löwen, ein Beutetier erlegt haben, machen sie sich zuerst an die Eingeweide, die Kohlenhydrate aus der meist pflanzlichen Nahrung ihrer Beute enthalten.

Blutzucker setzt also den Stoffwechsel unserer rund 70 Billionen Körperzellen erst richtig in Gang. Über hormonelle Signale fordert deshalb der Stoffwechsel Kohlenhydratreiches an, stimuliert das Verlangen nach Spaghetti, Kartoffeln, nach einem Butterhörnchen – und eben auch nach Süßem und süßen Getränken, die Glukose in schnelllöslicher Form enthalten. Deshalb bleibt, wenn wir Hunger haben, unser Blick an den bunt verpackten Schokoladentafeln im Supermarktregal, an den köstlich verlockenden Cremeschnitten in der Konditorei hängen.

Gehirn und Nerven brauchen Blutzucker

Ganz besonders auf Blutzucker als Energiespender angewiesen sind unsere Gehirn- und Nervenzellen. Immerhin müssen die sofort hellwach und blitz- oder gar elektronenschnell reagieren, wenn z. B.

Gefahr droht. Sie brauchen deshalb ein Betriebsmittel, das im Nu entflammt und Zellenergie liefert. Dies finden sie im Blutzucker, der Glukose. Bei einer Schrecksekunde auf der Autobahn können Gehirn und Nerven bis zu 60 Gramm und mehr Blutzucker verheizen, ähnlich einer Gasflamme, die voll aufgedreht wird. Wir haben es schon erlebt: Eine heiße Flut schießt dann durch uns hindurch, macht uns hellwach und hochkonzentriert. Stress ist also ein potenter Blutzuckerräuber. Dieser Mechanismus ist in uns genetisch einprogrammiert. Signalwege aus Gehirn- und Nervenzellen korrespondieren mit Geschmacksnerven auf Zunge und Gaumenschleimhaut. Auch nervlichsinnliche Reizwege über Augen oder Geruch spielen mit. Der Organismus fordert Blutzucker an, als Glukose wird dieser mit der Nahrung aufgenommen. Süßes als Spontanspender von Blutzucker wird dabei zum Favoriten. So mancher stressgeplagte Zeitgenosse greift instinktiv immer wieder in die Schublade mit den kleinen süßen Snacks – letztlich verführt von einer Industrie, die unseren natürlichen Glukose-Bedarf profitabel für sich selbst beansprucht und vermarktet.

4 Zuckerproduktion: Umsatzzahlen stimmen

Der Zuckerrübenanbau sowie die Herstellung und Verarbeitung von Zucker ist ein bedeutender Wirtschaftsfaktor in Deutschland. Über 50 000 Rübenbauer bewirtschaften Anbauflächen von insgesamt rund 450 000 Hektar, erzeugen dabei rund 3,8 Millionen Tonnen Zucker. 16,9 Prozent landen davon als weißer Haushaltszucker in unseren Küchen. Von dieser Raffinade verbraucht jeder Deutsche durchschnittlich sechs Kilo pro Jahr. Der Verbrauch stagniert, erhebliche Umsatzsprünge gibt es beim Vertrieb des Weißzuckers seit langem nicht mehr. Die zuckerverarbeitende Industrie nutzt diese Tatsache gern für beschwichtigende Argumente in der Öffentlichkeitsarbeit. Auch im Gesamtzuckerverbrauch schneiden wir Deutsche im Vergleich zu anderen Nationen gar nicht schlecht ab.

Zuckerverbrauch: Brasilianer mögen's besonders süß

(1999 in Kilo pro Kopf der Bevölkerung)

Brasilien	53,2	ehem. UdSSR	34,8	Schweiz	27,0
Australien	48,9	Deutschland	34,6	China	18,5
Polen	40,6	USA	31,0	Japan	17,7
EU (gesamt)	35,8	Türkei	30,1	Indien	14,0

Verarbeitungszucker: versteckt in Lebensmitteln

Besorgniserregend ist der zunehmende Verbrauch von so genanntem Verarbeitungszucker, der inzwischen eine Quote von 83,1 Prozent erreicht hat. So mancher Zeitgenosse versagt sich den Löffel Zucker im Kaffee, dafür enthält die Limo am Nachmittag achtmal mehr von dem süßen Nahrungsmittel.

Wo der geerntete Zucker überall landet

(1999/2000 in Prozent)

Süßwaren	19,8	Backwaren, Nährmittel	10,7
Getränke	19,0	Speiseeis, Milchprodukte	6,5
Sonstige	17,4	Marmeladen, Obstkonserven	6,5
Haushaltszucker	16,9	Bäckereien, Konditoreien	3,2

Bedenklich ist, dass immer mehr Lebensmitteln Zucker zugesetzt wird, selbst solchen, in denen man den süßen Stoff am allerwenigsten vermuten würde. Wie z. B. Fischsalat oder Königsberger Klopsen. Nahezu jedes zweite Nahrungsmittel im Einzelhandel enthält Zucker – bei steigender Tendenz. Der Grund ist, dass sich Zucker bestens als Geschmacksverstärker eignet. Und dass sich Süßes generell gut verkauft. Wobei das Motto gilt: je süßer, desto bessere Vertriebsquoten.

Lebensmittel, die versteckten Zucker enthalten

Leberwurst	Fleisch-, Fisch-	Sauce bolog-	Lachs
Ketchup	und Geflügel-	nese	Putenbrust
Cremepuddings	salat	Blätterteig	Schinken
Früchtebecher	Pumpernickel	Bratheringe	Heringsfilets
Fertigsoßen	Dressings,	Pizza	Chili-Bohnen
Fertigsuppen	Dips	Majonäsen	Russische Eier
Hüttenkäse	Karotten-	Teewurst	Maultaschen
Frühlingsrollen	gemüse	Kartoffelsalat	

Kleines Zucker-Lexikon

Unsere Zuckerindustrie produziert aus Rübenzucker Zucker. Früher war der weiße Haushaltszucker Hauptprodukt, inzwischen aber wird Zucker von der verarbeitenden Industrie in den verschiedensten Herstellungsformen bestellt und verarbeitet.

Raffinade: kristalliner Weißzucker reinster Qualität. Eignet sich am besten für Limos, Fruchtsaftgetränke, Süß- und Zuckerwaren, Speiseeis, Milchmischerzeugnisse usw.

Puderzucker: Der entsteht, wenn die Raffinade sehr fein vermahlen wird. Ideal für das Bestreuen von Backwaren, für Glasuren oder Füllungen von Süßwaren oder Gebäck.

Kristallzucker: Wie Raffinade, nur in gröberer Körnung. Wird für die Herstellung von Marmeladen, Konfitüren, Schokolade, Gelees, Obstkonserven, Zucker- oder Süßwaren verwendet.

Hagelzucker: Granulierter Zucker aus Raffinade mit besonders grober Körnung. Idealer Dekorzucker für Gebäck und Kuchen, vermittelt knusprige Süße.

Brauner Zucker: Eine Sammelbezeichnung für industriell verwendete Zuckerarten, wie z. B. der feucht-krümelige Basterdzucker, der mehlige Farinzucker oder der Kandisfarin, eine feinkörnige Version von Kandiszucker.

Rohrrohzucker: Der wird aus Zuckerrohr gewonnen, hat einen feinen karamellartigen Geschmack. Wird gern für die Herstellung von Confiserie und Feingebäck, aber auch zum Süßen von Müsli-Produkten verwendet.

Flüssigzucker: Die brauchen bei der Herstellung z. B. von Backwaren nicht erst in der Teigmasse gelöst zu werden. Zu ihnen zählen der Invertzucker und der Karamellzuckersirup.

Invertzuckersirup: Wässrige, teilweise kristallierte Lösung aus Saccharose. Wird für die Herstellung von Obstkonserven, Speisesirup, Likör oder Gebäck verwendet.

Instantzucker: Eine vermehlte, sofort lösliche Sorte aus Kristallzucker. Der typische Limonadenzucker in Getränkeautomaten. Wird auch für Babykost verwendet.

Fondant: Sehr fein kristalline, zähweiche, weiße Zuckermasse mit zartem Schmelz, hergestellt aus Zucker oder Glukose. Für feinste Glasuren, Füllungen oder handwerkliche Dekors mittels Pinsel oder Glasiermaschinen.

Die getarnten Zuckerarten

Zucker oder Zuckeraustauschstoffe werden nicht nur in verpackten Lebensmitteln versteckt, sondern auch durch schwer entzifferbare Chiffren getarnt. Selbst wer mal absolut süßfrei essen möchte und Würstchen oder Hühnersuppe aus dem Regal nimmt und heim trägt, darf sich nicht sicher sein. Fast überall ist Zucker drin. Der Normalkonsument ist beim Studium der Pflichtangaben auf dem Etikett ohnehin überfordert. So winzig gedruckt, dass man zum Lesen eine Lupe benötigt – und außerdem ohnehin unverständlich:

Dextrin: Wird aus Stärke gewonnen, als Trägerstoff für Aromen verwendet.

Dextrose: Der Traubenzucker, der auch als Glukose gekennzeichnet wird. Sehr beliebtes Süßungsmittel, findet sich auf vielen Etiketten.

Maltodextrin: Wird ebenfalls aus Stärke gewonnen, verbessert die Flüssigkeitsbindung in Lebensmitteln.

Sorbit: Ein Zuckeralkohol, halb so süß wie unser weißer Dosenzucker. Weichmacher in Süßwaren und Zuckeraustauschstoff.

Xylit: Ebenfalls ein Zuckeralkohol, fast so süß wie Dosenzucker. Zuckeraustauschstoff.

Mannit: Ein Zuckeraustauschstoff, der halb so süß ist wie Zucker. Aus anderen Zuckerarten, wie insbesondere aus Invertzucker, hergestellt.

Maltit: Sirupartiger Zuckeraustauschstoff mit beträchtlicher Süße.

Isomalt: Zuckeralkohol mit der halben Süßkraft von weißem Haushaltszucker.

Isomaltit: Bestandteil von Isomalt, süßt immerhin halb so stark wie Dosenzucker.

Laktit: Ein Zuckerstoff, der aus Milchzucker gewonnen wird.

Isoglukose: Der Renner unter den süßenden Zuckerstoffen in Lebensmitteln. Wird auch als Maiszucker bezeichnet. Wird immer mehr bei der Herstellung von Getränken und anderen Nahrungsmitteln verwendet.

Honig: Endlich mal eine Bezeichnung für einen süßenden Stoff, den der Normalverbraucher auch versteht.

Glukosesirup: Steht auf zahlreichen Etiketten. Aber wer weiß schon, was es bedeutet? Ein flüssiger Stärkesirup mit relativ geringer Süßkraft. Wird auch als Bonbonsirup bezeichnet. Wird für die Produktion von Süßwaren, Likören. Marmeladen, Marzipan, Fondants usw. verwendet.

Hexosen: Einfachzucker wie Glukose mit hoher Süßkraft.

Galaktose: Wird aus Milchzucker gewonnen, nicht ganz so süß wie Dosenzucker.

Laevulose: Bezeichnung für Fruktose, den Fruchtzucker.

Fruktose: Der Fruchtzucker hat die höchste Süßkraft aller Zuckerarten. Wird in vielen Erzeugnissen, Babykost, Kindernahrung und Sportlerprodukten eingesetzt.

5 Die süßen Verführer

Ein einheimischer Rübenbauer, der auf fünf Hektar Anbaufläche gerade mal 300 Tonnen der dickfleischigen Pfahlwurzeln erntet, hat schwere Arbeit hinter sich. Unter oft schwierigen Landbaubedingungen trägt er zu einer vielfältigen Bodenbewirtschaftung bei, lockert damit intensive Getreidefruchtfolgen auf, die dem Boden schaden. Rübenanbau ist nicht einfach. Die Rübe ist ein so genannter Tiefwurzler, eine trotz ihrer Üppigkeit sensible Pflanze, die nur in nährstoffreichen, lehm- und kalkhaltigen Böden gedeiht. Nicht selten beobachtet der Rübenbauer besorgt, dass die Rübenerträge auf seinen Feldern sinken. Zuckerfabriken erwarten Anlieferungen ohne viel Erdanhang, also weitgehend saubere Ernteprodukte – eine zusätzliche Belastung für den Landwirt.

Danach wartet er angespannt auf das Ergebnis der Zuckerprobe. Denn der zu erwartende Preis für ein Halbjahr schwere Arbeit ist nie gleich. Er wird nach Zuckergehalt, Qualität und Erdbehang ermittelt. Und der Zuckergehalt sinkt nicht selten um zwei, drei Prozent oder mehr. Im Wirtschaftsjahr 2001/2002 wurden 11,3 Prozent weniger Rüben zur Verarbeitung auf Zucker angeliefert als im Vorjahr. So mancher Rübenbauer wendet sich ertragreicheren Agrarprodukten zu. Die Gesamtanbaufläche in Deutschland sinkt, jährlich etwa um ein halbes Prozent.

Hochbetrieb in Zuckerfabriken

Der Zuckerrübenanbau nimmt in Deutschland mit rund 450 000 Hektar etwa vier Prozent der Gesamtanbaufläche ein. In 30 Zuckerfabriken werden die Rüben zu Zucker verarbeitet. Weil die empfindlichen Rüben keinen Frost vertragen, müssen sie nach der Ernte so schnell wie möglich, praktisch in Akkord und Eiltempo, verarbeitet werden.

Diese Kampagne, wie die Rübenverarbeitung genannt wird, dauert von Ende September bis Weihnachten, in diesem Zeitraum wird in vielen Zuckerfabriken an sieben Tagen pro Woche durchgehend 24 Stunden gearbeitet. Während sich in der Adventszeit das nächtliche Dunkel über der Region ausbreitet, sind die hohen Hallen und Vorhöfe der Zuckerfabriken hell erleuchtet, die ganze Nacht über herrscht emsige Betriebsamkeit.

Dies erfordert einen enormen Extraaufwand an Personal und Zusatzkosten, ehe der gesamte Zuckerertrag – etwa 8,85 Tonnen pro Hektar Anbaufläche – über die Siebanlagen in den Zuckersilos landet.

Rübenbauern und Zuckerfabriken bilden in Deutschland seit über 200 Jahren eine Einheit, die volkswirtschaftlich Tragweite hat, vielen Menschen Existenz bedeutete und bedeutet. Es ist eine Branche, in der sich körperlicher Einsatz auf dem Feld und in der Fabrik unter oft schwierigsten Bedingungen vereinen. Und die seit vielen Jahrzehnten von der stets wiederkehrenden Sorge beherrscht wird: Wie fällt der Ernteertrag aus, wie die Rübenqualität? Und vor allem auch: Können wir den gewonnenen Zucker auch verkaufen?

Die Nutznießer

Von all der Mühsal und Plackerei bleiben die Strategen verschont, die das fertige Zuckerprodukt als Verführungs- und Suchtmittel unters Volk bringen.

Fernab der Unwirtlichkeit verregneter Rübenfelder und eiskalter Fabriken entwerfen sie Konzepte, wie man immer mehr und noch mehr Süßes und süße Getränke verkaufen kann. Zucker wird für sie zum Instrument der Verführung. Vertriebsanalysen, Befragungen, Quoten und Zahlen binden Manager aus Marketing und Werbung zu einer ganz anderen Einheit zusammen.

Wo Bauern und Fabrikanten ihr jahrhundertealtes Handwerk betreiben, werden die 83,1 Prozent Verarbeitungszucker in Manageretagen zum Spielmaterial immer neuer und oft verwerflicher Ideen. Die schandbarste davon: Jahr für Jahr eine neue Generation Kinder mit Süßem zu verführen. Mit unübersehbaren Folgen, als Angriff auf die Gesundheit junger, wehrloser Menschen (Lesen Sie darüber bitte mehr in dem Kapitel über »Kinder und Zucker«).

Vertriebsstrategen unter sich

In Deutschland wird der Kampf um Marktanteile in der Lebensmittelindustrie mit erheblicher Härte geführt, bei Verhandlungen um Einkaufspreise mehr um jeden Viertelcent geknausert als in anderen EU-Ländern oder in den USA. Entscheidend für Vertriebserfolge in der Süß-, Backwaren- oder Getränkeindustrie sind nicht nur Rabatte auf Großbestellungen von Einzelhandelsketten wie Edeka, ALDI, Lidl, Eurospar, Rewe oder Tengelmann, sondern vor allem, wie intensiv das jeweilige Produkt – Schokolade, Cola-Mix oder Candy-Riegel – in Fernsehen, Hörfunk oder Printmedien beworben wird.

Das dritte, oft stichhaltige Argument lautet: »Unsere Limo, Cookies und Schaumzuckerwaffeln sind süßer als diejenigen der Konkurrenz.« Denn süß verkauft sich – und Süßeres noch besser. Vollmilchschokolade erreicht höhere Marktanteile als Halbbitter, angesüßte Packungswürstchen werden öfter aus dem Regal genommen als solche, die lediglich gesalzen sind.

Kinder betteln und drängeln ihre Mami zu den süßeren Gummibärchen, selbst das Dosengemüse und die Instant-Erbsensuppe schmeckt offenbar besser und wird demnach besser verkauft, wenn Zucker oder Zuckeraustauschstoffe enthalten sind.

Auch Zucker ist eine Droge

Marketing und Werbung haben längst erkannt, dass Bilanzerfolge besonders leicht über Verführung und Sucht erzielt werden. Vorbilder gibt es ja genug: Zigaretten, Alkohol, Kaffee, allesamt Produkte, die sehr viele Menschen abhängig machen. Ganz egal, wie häufig vor gesundheitlichen Gefahren gewarnt wird. Nur gibt es einen bedeutenden Unterschied: Noch niemals hat ein Kind Verlangen nach einer Zigarette gehabt, nach einem Schluck Weinbrand oder trockenem Riesling. Nikotin, Schnaps oder Kaffee sind keine Kinderverführer. Der Zucker aber ist es, die allererste Einstiegsdroge für Kinder. Genau dies macht den steigenden Konsum von Verarbeitungszucker so bedrohlich. Im erfolgreichen Verbund mit den Vertriebskollegen steuert die Werbung ihr Übriges bei. Leuchtend in Gold, Silber und bunten Farben verpackt locken Schokolade, Lakritz, Fondant, Bonbons – unwiderstehlich für Kinderaugen. Anreiz für heimlichen Diebstahl auch – Supermarktdetektive, die vor ihren Monitoren sitzen, können ein Lied davon singen.

Neben dem ohnehin bestehenden Riesenangebot an Schokolade, Marzipan, Gebäck, Kuchen, Cookies, Waffeln, Schokoherzen, Mohrenköpfen usw. werden Kinder gezielt verführt: zuckersüße Erdbeer-, Cola- oder Apfelspaghetti, farbige Kaugummi-Lutscher, Schaumzucker-Bonbons in Form fröhlicher Tierchen. Je mehr Mami in den Einkaufswagen legt, je größer die Familienpackung, desto günstiger der Einzelpreis für Mini-Törtchen, bunte Schoko-Dragees, Marzipan-Taler.

»Verantwortungslos« – so nennen es Ärztinnen und Ärzte

Noch verwerflicher wird es, wenn Süßes unter dem Deckmantel von Gesundem angeboten wird: Multivitamin-Bonbons, Apfel- oder Pfirsichringe, »Mr. Fritt-Frucht-Gums«. Vorläufiger verantwortungsloser Höhepunkt: rosarote Mini-Schnullerfläschchen der Marke »Big Baby Pop«, aus denen bereits mehrmonatige Babys das süße Gift heraussaugen können.

Und: Muss es denn sein, dass das so genannte Merchandising jeden Buch- oder TV-Erfolg aufgreift, um mit Süßem Kinder zu verführen? Dass es »Harry-Potter-Kaudragees« gibt? Mit lustigen Comics zum Kauf von Bonbons animiert wird? Dass »Milky Way« Space Detectives auf die Packungen zaubert, damit Mädchen und Jungen »galaktische Preise« einheimsen können? Muss unser TV-Star Thomas Gottschalk in der Fernsehwerbung unbedingt unschuldige Kinder zum Verzehr von gesundheitsschädlichen Gummibärchen verführen?

Muss uns die Zuckerindustrie täuschen?

Die Nordzucker AG, nach eigenen Angaben zweitgrößter Zuckerproduzent Deutschlands und die Nummer 5 in Europa, scheint bereitwillig mitzumischen in der Verbrüderung von Süßigkeiten-Marketing und Werbung. In ihrem Internet-Auftritt für jedermann verkündet sie allen Ernstes:

»Weißer Zucker – ein reines Lebensmittel. Zucker ist wahrscheinlich das Lebensmittel mit der höchsten Reinheit überhaupt. Das Gesetz schreibt für weißen Zucker einen Zuckergehalt von 99,7 Prozent vor. Die tatsächliche Reinheit unserer Produkte liegt noch viel höher!«

Und dann folgen Sätze, die wie reiner Hohn klingen: »Durch seine hohe Qualität ist der Zucker frei von Schadstoffen. Es gibt gar keinen Grund, aus gesundheitlichen Aspekten auf Zuckerprodukte zu verzichten.«

Ärztinnen und Ärzte an unseren Kinderkliniken sind anderer Meinung ...

Wissenschaftler sehen es anders

Verträglich sind täglich etwa zehn bis allerhöchstens 20 Teelöffel Zucker – umgerechnet auf den Gesamtkonsum von weißem Dosenzucker plus dem Verarbeitungszucker in Lebensmitteln und Getränken. Viele Menschen nehmen täglich das Zehn- oder Zwanzigfache zu sich. Mit einer einzigen Dose Limo oder Cola wäre die erlaubte Tagesration an Zucker praktisch gedeckt. Doch viele Opfer der Zucker-Mafia haben keine Kontrolle mehr: Tiramisu, süßes Naschwerk, reichlich Zucker im Kaffee, ein Eisbecher, der ganz allein die erlaubte Zuckerdosis für drei Tage abdeckt. Manche Zeitgenossen besorgen sich ihren Tagesbedarf an Kalorien zu 80 Prozent über künstlich gesüßte Nahrungsmittel.

Dies bedeutet: Je mehr Süßes und süße Getränke verzehrt werden, desto weniger Obst, Gemüse, Vollkornprodukte und andere gesunde Lebensmittel werden gegessen.

Jedes vierte Kind, das in Deutschland eingeschult wird, hat Übergewicht – weitgehend bedingt durch den exzessiven Verzehr von Süßem und süßen Getränken. Weitere zwölf Prozent haben bereits die nächste Stufe erklommen: starkes Übergewicht. Schulkinder lehnen das gute alte Pausenbrot ab, die süße Cola oder Limo gehört zum Mittagessen obligatorisch dazu. Das Dortmunder Forschungsinstitut für Kinderernährung hat die Speisepläne von 300 Kindergärten untersucht. Das Ergebnis: zu viele Süßspeisen.

Inzwischen wiegt jeder zweite Deutsche zu viel, jeder Fünfte ist fettleibig. Mit allen gesundheitlichen Risiken, die damit verbunden sind: Herz-Kreislauf-Probleme, Arteriosklerose, Diabetes, Gefäß- und Gelenkschäden, Rheuma, Nierenleiden, Leberschäden usw.

Zu den Hauptverursachern und Übeltätern zählen der weiße Dosenzucker, noch mehr aber der Verarbeitungszucker in unseren Lebensmitteln.

Stellvertretend für zahlreiche Kolleginnen und Kollegen, Ärztinnen und Ärzte erklärt Professor Dr. Marion Nestle, Vorstand in der Abteilung für Ernährungs- und Lebensmittelstudien an der New York University: »Weil gesüßte Lebensmittel die gesunde Kost mehr und mehr ersetzen, führt unsere Ernährung zwangsläufig zu Zuwachsraten bei Krankheiten wie Krebs, Herzkrankheiten oder auch Osteoporose. Es wird allerhöchste Zeit, dass auf dem Lebensmitteletikett der jeweilige Zuckeranteil deklariert wird.« Professor Dr. Mohammad Akhter, Direktor an der renommierten amerikanischen Gesellschaft für öffentliche Gesundheit, fügt hinzu: »Unsere Behörden müssen endlich etwas gegen den Konsum leerer Zuckerkalorien tun. Wenn auf dem Etikett stünde, wie viel Zucker das Lebensmittel enthält, würden sich viele Verbraucher gesünder ernähren.«

KAPITEL II

Wie aus Zucker Fett entsteht

- Im Rohstoff Zucker lauern die Fettmoleküle

- Frauen sind mehr gefährdet als Männer

- Schlank ist nicht gleich schlank

- Das Hormon Insulin aus der Bauchspeicheldrüse – der eigentliche Dickmacher

- Die heimliche Bedrohung: So baut sich nach und nach die »Einbahnstraße Fett« auf

- Übergewicht und Fettleibigkeit entwickeln sich zur Todesursache Nr. 1

- Schlank ohne Zucker: die besten Tipps

1 Schwabbelpolster und Speckdepots

Der Süßwarenindustrie war es stets ganz recht, dass der Nährstoff Fett als alleiniger Übeltäter für Übergewicht verteufelt wurde. Es schien ja auch plausibel: In unsere Fettzellen quetscht sich Fett hinein – und nicht etwa Zucker oder andere Substanzen. Das Wissen um die bedrohliche Tücke des Kristalls Zucker beim Dickerwerden ist Wissenschaftlern zwar schon länger bekannt, es wurde aber von Anti-Fett-Kampagnen stets übertüncht. Selbst die Deutsche Gesellschaft für Ernährung hat Warnungen aus der Herz-Kreislauf-, Diabetes- oder der Adipositas-Forschung offenbar nicht ernst genommen. Richtig gewarnt vor dem süßen weißen Gift hat sie uns jedenfalls nie.

Dabei ist Zucker aus einer ganzen Reihe von Gründen für jedes Pfund Übergewicht in Menschen zumindest mitverantwortlich: Das feine Kristall schmeckt für sich allein verführerisch süß, macht süchtig oder gar hörig.

Fett hingegen schmeckt für sich allein nach nichts, ebenso wenig wie Fleisch, Fisch oder Geflügel. Fett braucht stets die Zutat Salz, um uns zu verführen und abhängig zu machen. Typische Beispiele: die knusprig-salzige Haut eines Grillhähnchens, die fette, salzreiche Soße zum Schweinebraten.

Das Kohlenhydrat Glukose schleust – zusammen mit Insulin – Fettmoleküle in die Adipozyten ein. Zucker ist sofort löslich, jede Praline führt zu einem spontanen Anstieg von Glukose im Blut. Wenn sich zu viel von diesem Blutzucker anreichert, macht der Stoffwechsel Fettmoleküle daraus, entsprechend dem Gesetz der Natur: nur keine wertvollen Nährstoffe herschenken, sondern als Nahrungsreserve für mögliche Hungerzeiten deponieren. So wird aus Limo, Schokolade oder Bonbons letztlich Fett.

Schlank ist nicht gleich schlank

Kinder und Heranwachsende entwickeln höhere Stoffwechselraten als Erwachsene. Sie bewegen sich mehr, sind meist aufgeweckt, voller Unternehmungslust. Dies ist wichtig, damit Knochen, Gelenke, Bindegewebe, Organe, Gehirn zu rascherem Wachstum aktiviert werden. Sie verheizen mehr Energiebrennstoff, setzen deshalb weniger Fett an, bleiben schlank.

Allerdings auch nur dann, wenn sie von ihren Eltern gesund ernährt werden. Wenn sie zu viel Süßes und süße Getränke erhalten, kommt es in ihrem Organismus zu Veränderungen. Dann setzen sie mehr Fettzellen an. Die sind zunächst noch leer, man sieht dem Kind die keimende Veranlagung zum Dickwerden nicht an. Aber die Gefahr zum Dickwerden in späteren Jahren ist schon vorprogrammiert. Viele Menschen verdanken ihr Übergewicht gar nicht mal ihrer gewohnten Alltagskost, sondern Ernährungssünden, die viel früher, während ihrer Wachstumsphase, begangen worden sind.

Die leeren Fettzellen

Wissenschaftler bezeichnen sie als Präadipozyten (von prä = vor, und Adipozyten = Fettzellen). Selbst jeder schlanke Mensch hat rund 30 Milliarden von ihnen. Sie stecken im Unterhautgewebe und rund um die Organe, enthalten jeweils nur rund den hundertsten Teil eines Millionstel Gramms Fett, sind also nahezu leer.

Diese noch leeren Fettzellen hat uns die Natur gewissermaßen als Extrarucksack für Sonderrationen an Fett mitgegeben, die wir irgendwann benötigen könnten. So z. B., wenn wir uns genetisch an Lebensbedingungen anpassen müssten, unter denen wir wochen- oder gar monatelang hungern müssten. In diesem Fall holt sich der

Organismus die Lebensenergie aus größeren Fettreserven. Bei Grizzlybären im Winterschlaf ist dies so, oder auch bei Murmeltieren. Die füllen ihre Präadipozyten im Herbst rechtzeitig mit lebensspendenden Triglyzeriden, um für die nahrungsarme, kalte Winterzeit gerüstet zu sein.

Wenn Babys und Kleinkinder zu viel süße Kost erhalten, baut ihr Stoffwechsel den Überschuss an Glukose zu Triglyzeriden um. Die werden dann in die leeren Fettzellen eingebaut. Wenn die Mami jahrelang viel Süßes reicht, Limo oder Cola, Großeltern und Tanten unvernünftiger Weise bei jedem Besuch Schoko-Taler oder Kinder-Schokolade mitbringen, füllen sich diese Zellen mehr und mehr. Bis sie am Ende zu richtigen Fettzellen werden. Damit ist die Veranlagung zum Dickwerden perfekt.

Zwei gertenschlanke Mädchen

Da kann es sein, dass zwei 13-jährige Mädchen nebeneinander stehen, beide gertenschlank. Niemand käme auf die Idee, dass eines von ihnen jemals übergewichtig oder gar dick werden könnte. Doch schon verfügt das eine von ihnen über die zwei- oder gar dreifache Menge von Fettzellen als das andere.

Und Fettzellen können unersättlich sein. Im Auftrag der Natur stopfen sie Triglyzeride in sich hinein, können bis zum Hundertfachen ihrer ursprünglichen Größe aufquellen.

Süßes und süße Getränke helfen dabei mit. Womöglich ist dann zehn Jahre später eine der beiden nun jungen Frauen nach wie vor schlank, die andere aber hat Übergewicht. Eltern, Freunde und Verwandte tun Kindern nichts Gutes, sondern bestrafen sie eher, wenn sie ihnen Süßes oder süße Getränke geben oder mitbringen. Erst einmal erwachsen und dick, lassen sich die frühen Sünden nur schwer korrigieren.

Übergewicht als Hypothek in Alltag und Beruf

Bei vielen unserer weiblichen und männlichen Zeitgenossen liegen zwischen Lebensfreude und Unzufriedenheit lediglich ein paar Kilo Übergewicht. Bauch- und Hüftspeck stören, in der Boutique steuert man die ungeliebten Größen an. Bei der Partnersuche haben die Schlanken größere Chancen – im Beruf, z. B. beim Vorstellungsgespräch, erst recht. In so manchem Unternehmen zählt als eine der Leitregeln der so genannten Corporate Identity: »Wir stellen nur normalgewichtige Mitarbeiter ein, die dicken überlassen wir den anderen.«

Geht es nur um den optischen Eindruck? Wissenschaftler sind überzeugt, dass schlanke Menschen insgesamt leistungsfähiger sind als übergewichtige oder gar dicke, dies sowohl körperlich als auch mental. Und Statistiken belegen, dass Normalgewichtige weniger häufig krank oder abwesend sind als schlanke Mitarbeiter.

Der dicke Wolf

An der University of Southern California in La Jolla bei San Diego gelang Zellforschern und Biologen eine aufschlussreiche Studie. Sie wollten mal untersuchen, wie sich die soziale Rangordnung eines Rudeltieres durch Übergewicht verändern kann.

In einem ausgedehnten, umzäunten Wüstengehege hielten sie ein Rudel Kojoten. Leitwolf und unumschränkter Herrscher war Mike, ein kräftiger Präriewolf ohne ein Gramm überschüssiges Fett.

Die Wissenschaftler sorgten nun dafür, dass Mike ein ganz besonderes Futter erhielt, mit hohem Anteil an schnelllöslichen Kohlenhydraten aus Zucker und hellem Mehl.

Mikes Körpergewicht stieg innerhalb von 36 Tagen von 31,1 Kilo auf 34,9 Kilo, also um rund zehn Prozent. In diesem Zeitraum veränderte sich seine Position im Rudel, er verlor nach und nach seine Führungsrolle. In den üblichen Beißereien und Hierarchiekämpfen gegen Widersacher unterlag er immer häufiger. Am Ende war sein Nimbus gänzlich dahin, er war träge, wurde kaum noch respektiert, war zum Außenseiter geworden.

»Tiere behalten bis zu ihrem Tod das stets gleiche Körpergewicht, von trächtigen Muttertieren abgesehen«, erklären Zellbiologen. »Grund ist die stets gleich bleibende, physiologisch gesunde Ernährung. Frei lebende Tiere mit selbst nur geringfügigem Übergewicht haben in der Natur auf längere Sicht kaum eine Überlebenschance.«

2 Fettmoleküle aus dem Rohstoff Zucker

Die Zuckermoleküle im Kaffee oder in der Puffreisschokolade sind von allen Biostoffen befreit, der Körper kann mit ihnen nichts anfangen. Er schenkt sie aber auch nicht her – nach einem uralten Sparsamkeitsprinzip der Natur. Sondern er speichert einen Überschuss an ihnen in Form von Fett. Triglyzeride in Fettzellen sind ideale, kompakte und ergiebige Energiedepots.

Dies funktioniert nach einem sehr fein entwickelten Mechanismus. Schon in der Mundschleimhaut registrieren Chemorezeptoren die Aufnahme der ersten abgespaltenen Glukose-Moleküle. Über eine Art hormonelles Signaltelefon informieren sie bestimmte Enzyme in den Blutgefäßen im Fettgewebe, dass der Blutzuckerspiegel steigen wird.

Fleißige Einbauenzyme

Die unendlich feinen Kapillaren, die sich um Fettzellen schmiegen, enthalten in ihren Gefäßwänden diese Enzyme, denen Wissenschaftler die Bezeichnung Lipoprotein-Lipasen (LPL) gegeben haben. Je mehr Süßes in der entsprechenden Mahlzeit enthalten ist, desto mehr solcher LPLs werden in großer Eile und beträchtlichen Mengen in der inneren Gefäßauskleidung dieser Mini-Adern synthetisiert. Sie warten nun auf Triglyzeride, die sie in Glyzerin und Fettsäuren trennen, damit sie in Form dieser Fragmente von den Fettzellen aufgenommen werden können. In den Fettzellen werden die Einzelteile wieder zu Triglyzeriden zusammengebaut und als solche gespeichert. Bei all diesen Vorgängen spielt Insulin, das Hormon der Bauchspeicheldrüse, eine bedeutende aktive Rolle.

Der Stoffwechsel baut Glukose in Triglyzeride um

Die frisch eingeströmte Glukose im Blut, die jetzt als Blutzucker bezeichnet wird, wird in Körperzellen eingeschleust – ebenfalls unter Beteiligung von Insulin. Allerdings nur so lange, bis alle Zellen gesättigt sind und keinen weiteren Blutzucker mehr beanspruchen. Die überschüssige Glukose wird dann entweder in Leberzellen zur Synthese von Triglyzeriden verwendet. Oder Glukose-Moleküle werden mit Hilfe von Insulin direkt in Fettzellen eingeschleust, dort in Glyzerinphosphat umgewandelt und mit jeweils drei Fettsäuren zu Triglyzeriden zusammengekoppelt.

99 Prozent des deponierten Fetts sind Triglyzeride. Fettzellen sind allerdings alles andere als Säckchen oder Behälter, in die Speicherfett hineingestopft wird. Sondern sie sind – jede Einzelne von ihnen – äußerst lebendige Mikrokosmen aus Millionen Einzelteilen. Sie enthalten einen erheblichen Anteil an Zellproteinen, außerdem Wasser und Nährstoffe, wie z. B. fettlösliche Vitamine. Den ganzen Tag, die ganze Nacht über nehmen sie Fett auf oder geben Fett ab – je nachdem, wie viel davon der Stoffwechsel anfordert.

Wer aber ständig viel Süßes isst oder trinkt, stört diese Fluktuation. Immer mehr Triglyzeride werden in Speckpolstern angereichert – und immer weniger dieser Fettmoleküle zur Verbrennung und Energiegewinnung ans Blut abgegeben.

Die »Einbahnstraße Fett«

Während Fett selbst nur Depotmasse in Speckpolstern ist, sind die kleinen Zuckermoleküle im Blut (wenn sie im Überschuss vorhanden sind) aktiv daran beteiligt, eine »Einbahnstraße Fett« aufzubauen – aus dem Darm übers Blut zur Leber und von dort zielgenau in die Fettzellen. Eine neue Entdeckung der Zellforscher: Die mit der Nahrung aufgenommene Menge an Zucker entscheidet gar nicht allein, wie viel Fett daraus wird und wie viel sich davon im Speckgürtel anreichert. Sondern Zucker verändert den Fettstoffwechsel unter dem Diktat eines bestimmten Gens. Es wird als ob-Gen bezeichnet (von englisch Obesity = Fettleibigkeit). Bei anhaltendem Zuckerkonsum mutiert ein Gen der Fettkontrolle und aktiviert die Synthese und den Einbau von Triglyzeriden in Fettzellen.

Verantwortlich dafür ist die Fähigkeit unserer Gene in den Erbanlagen, uns auf veränderte Lebensumstände einzustellen, uns unter veränderten Bedingungen lebensfähig zu halten. Es ist das Migrationsprinzip der Natur, das es Pflanzen und Lebewesen ermöglicht, auf anderen Kontinenten und unter unterschiedlichen Klimabedingungen neue Anpassungsformen zu entwickeln.

Im Falle des ob-Gens richtet sich der Organismus darauf ein, mehr und mehr Zuckerkalorien als Speicherfett zu horten, weil dies Voraussetzung für die Anpassung an neue Lebensformen ist oder zu sein scheint. Wer jeden Tag süß isst oder trinkt, produziert unter dem Regime des ob-Gens aus seinem Nahrungsbrei bis zum Doppelten oder Dreifachen an Fettmolekülen als ein Zeitgenosse, der den Zucker verschmäht. Seine Gene in den Zellkernen »vermuten« dann, dass ihr Besitzer in eine Region ausgewandert ist, wo Sahnekirschtorten und Cola-Mix mit der darin enthaltenen Zucker-Glukose zum Überleben unerlässlich ist. Gene mutieren dann zum Zwecke der Anpassung, verändern ihre Struktur.

Frauen sind mehr gefährdet als Männer

Dem weiblichen Geschlecht ist von der Natur die Mutterrolle übertragen worden. Das heranwachsende Baby muss schließlich durch Fettpolster gegen alle möglichen Stöße und Schubsereien geschützt werden. Außerdem braucht die künftige Mama mehr Depotfett für die Versorgung des Embryos. Aus diesem Grund setzen Jungen bis zur Pubertät rund acht Prozent ihres Körpergewichts in Fett an. Bei Mädchen sind es mehr: Sie bekommen ihre

Menarche (die erste Menstruation) oft erst, wenn der Fettanteil zwanzig Prozent beträgt.
Um gesund zu bleiben oder gar zu überleben, reicht Männern ein Fettanteil von drei Prozent. Frauen brauchen mehr: rund zwölf Prozent. Dies sind Gründe, weshalb Frauen von einer Tafel Schokolade – statistisch gesehen – schneller zunehmen als Männer. Ihr Fettstoffwechsel funktioniert einfach anders.
Was sich aber verhängnisvoller auswirkt: Männer verfügen durchschnittlich über rund 400 Gramm an Glukose-Reserven (das so genannte Glykogen) in Leber, Muskeln und Blut. Bei Frauen ist es ein Viertel bis zu einem Drittel weniger. Weil dieser Reserveblutzucker unter Stressbedingungen rasend schnell verpufft, und weil Gehirn und Nerven ihre Energie praktisch ausschließlich aus Glukose beziehen, greifen Frauen schneller (und oft instinktiv, unbewusst) zu Süßem als Männer. Ganz einfach deshalb, weil Gehirn- und Nervenzellen den lebensrettenden Energietreibstoff gierig anfordern.
Hypoglykämie – zu niedriger Blutzucker – nennen Zellforscher den Zustand vieler Frauen, die unruhig, gereizt sind, nervös, zu depressiven Verstimmungen, Angstzuständen neigen, Stress und Konfliktsituationen aus dem Weg gehen, weil ihnen der Zucker im Blut fehlt. So greifen sie zu Zucker in seiner schädlichen Form – und werden dabei übergewichtig, dick und nervenschwach.
Lesen Sie darüber mehr in dem Kapitel über die zuckerbedingte »Modekrankheit Hypoglykämie«.

Dickmacher Insulin

Solange dieses Hormon des Pankreas, der Bauchspeicheldrüse, im Blut zirkuliert, kann die Lipolyse, die Fettfreisetzung aus Fettzellen, nicht funktionieren. Die bleiben dann zugesperrt wie Banktresore. Insulin ist ein anaboles Hormon, es baut Nährstoffe in Zellen ein. Neben Glukose und Eiweiß auch Fett. Insulin ist somit ein Verbündeter der Lipogenese, des Fetteinbaus.
Beispiel Sekretärin: Sie frühstückt Kaffee oder Tee mit Zucker, isst dazu rasch ein Butterbrötchen mit Marmelade. Noch auf dem Weg

ins Büro klettert ihr Blutzuckerspiegel in die Höhe, ebenso Blutkonzentrationen an Insulin. Vormittags gönnt sie sich zwei süße Schokowaffeln. Mittags wird gesund gegessen: großer Salatteller, hinterher allerdings ein Vanillepudding mit Sahne. Am Nachmittag spendiert die Kollegin zwei Kirschpralinen, die köstlich schmecken.

Die Folge: Den ganzen Tag bis in die Nacht hinein sind Blutzucker- und Insulinwerte so stark erhöht, dass die Fettzellen – übertrieben gesprochen – kein einziges Triglyzerid preisgeben. Wenn diese Dame über viele Monate oder gar Jahre weiterhin sündigt, kommt es zu einem Zustand der so genannten Insulin-Unverträglichkeit, zu dauerhaft und krankhaft erhöhten Insulin-Konzentrationen. Das Körpergewicht wird steigen – ein Abspecken wird sehr schwer, wenn nicht gar unmöglich.

Fettleibigkeit: Gesundheitsbedrohung Nr. 1

Statistische Hochrechnungen bestätigen, dass Übergewicht und Fettleibigkeit unsere Gesundheit mehr gefährden als jede andere Krankheit. Noch fehlen bei uns stichhaltige Studien – die gibt es aber dafür aus USA, einem Land, in dem ein ähnliches Ernährungsverhalten existiert wie bei uns. Fettstoffwechsel-Expertin Professor Julie Gerberding, Direktor am namhaften Zentrum für Krankheits- und Vorsorgekontrolle in Washington, erklärt im Oktober 2003: »Fettleibigkeit ist inzwischen indirekt Todesursache Nr. 1, gleichbedeutend mit dem Zigarettenrauchen, dies vor allem dann, wenn auch noch Bewegungsmangel hinzukommt.«

Die Wissenschaftlerin legt Zahlen auf den Tisch, die denen in Deutschland in etwa entsprechen: 65 Prozent der Bevölkerung sind entweder fettleibig oder haben Übergewicht. »In den drei Staaten Louisiana, Mississippi und West Virginia«, so fährt Dr. Gerberding fort, »sind bereits 25 Prozent der Bevölkerung fettleibig – nicht nur übergewichtig, wohl-

gemerkt. Da entwickelt sich eine Katastrophe.«An erster Stelle der Todesstatistik stehen, genau wie bei uns, Herzerkrankungen, vorwiegend verursacht durch Übergewicht und Folgekrankheiten wie erhöhter Blutdruck, Bluthochdruck, Arteriosklerose usw. Erst danach folgen in der Statistik Krebs, Schlaganfälle, Lungenerkrankungen und Unfälle. Die U. S. Food and Drug Administration (FDA), Überwachungsbehörde für die Volksernährung, prognostiziert in einer Warnung vom November 2003 eine erschreckende Zukunft: »Amerikaner werden immer fetter – und die Entwicklung schreitet unaufhaltsam voran. 300 000 unserer Bürgerinnen und Bürger sterben bereits jedes Jahr an Fettleibigkeit, 117 Milliarden Dollar werden jährlich für die Behandlung und Folgekosten ausgegeben.«
Jetzt dringt die Behörde darauf, dass Restaurants ihren Gästen die Inhaltsstoffe ihrer Mahlzeiten offen deklarieren, speziell Fett- und Zuckerinhalte, z. B. auf der Speisekarte. Doch die Gastronomie, die National Restaurant Association mit ihren 870 000 Mitgliedern, wehrt sich: »Wir bieten unseren Gästen doch keine Dosen oder Schachteln an«, sagt Direktor und Sprecher Allison Whitesides, »wir können schließlich nicht jedes Mittagessen mit einem Aufkleber an den Tisch liefern.«
Auch hier regt sich – wiederum indirekt, wie in geheimer Absprache – die Zucker- und Fett-Lobby, die eine ganze Nation zu Sklaven und Opfern macht. Nicht anders wie bei uns …

Schlank ohne Zucker. Die 5 besten Tipps

● Finger weg von allem Süßen.
● Keine süßen Getränke mehr.
● Umsteigen von hellen Mehlerzeugnissen auf Vollkornprodukte.
● Morgens eiweißreich frühstücken: z. B. mageres Fleisch, Tofu, Schafs-, Ziegenkäse, Tomaten, Gurken, Oliven. Dazu Vollkornknäcke oder -toast.
● Viel frisches Obst und Gemüse auf den Tisch. Sie sind reich an Vitamin C, einem bedeutenden Fettfresser der Natur.

KAPITEL III

Zuckerkrank durch Zucker

- Was ist eigentlich Diabetes? Wie entsteht die Zuckerkrankheit?

- Lange Jahre unerkannt – dann die ersten Warnsymptome

- Warum unmäßiger Zuckerkonsum Diabetes verursacht

- Alles dreht sich um die Bauchspeicheldrüse

- Augen, Nieren, Nerven etc.: Diabetes kann verheerende Schäden verursachen

- Aufklärung tut not. Denn die Krankheit verursacht – direkt und indirekt – mehr als 100 Milliarden Euro pro Jahr an Behandlungskosten

- Wer übergewichtig oder dick ist, ist besonders gefährdet

- Bewegung und gesunde Ernährung beugen vor und helfen. Warum der glykämische Index für den Speiseplan von Diabeteskranken so wichtig ist

1 Volkskrankheit Diabetes

Im selben Maß wie Rauchen Krebs verursacht, führt übermäßiger Zuckerverzehr zu Zuckerkrankheit. Darf es denn wirklich sein, dass wir unsere Kinder jahrelang mit Süßem und süßen Getränken füttern, um sie dann als Diabeteskranke in die Kliniken zu fahren? Dass wir kerngesunde junge Menschen mit dem süßen Gift verführen und sie anschließend als Kranke auf der Welt zurücklassen?

Es ist längst erwiesen, dass der Dauerkonsum von Süßem und süßen Getränken Diabetes verursachen kann. Dass diese Krankheit nicht nur die Volksgesundheit zerstört, sondern auch großes Leid in Familien trägt. Jene Ärztinnen und Ärzte, die tagaus, tagein mit diabeteskranken Heranwachsenden zu tun haben, können ein Lied davon singen. Wie unglücklich junge Mädchen und Jungen sein können, die nicht so unbeschwert spielen und leben können wie ihre Altersgenossen. Wie schwer, wie bitter es für Eltern ist, zu sehen, es mitzuerleben, dass ihr Kind an einer möglicherweise unheilbaren Krankheit leidet.

Während Supermärkte gleichzeitig mehr und mehr bunt verpackte Schokolade, Konfekt, Marzipan, Bonbons in die Regale packen und stapeln, jeden heranwachsenden Jahrgang aufs Neue verführen. Ganz abgesehen von den Millionen erwachsenen Diabetikern, die – als Opfer der süßen Droge – ihr Leben lang gestraft sind.

Was ist eigentlich Diabetes?

- Eine Krankheit, die eine gesunde Verwertung von Blutzucker im Körper unmöglich macht.
- Die lebenswichtige Glukose (auch Blutzucker genannt) kann nur mit Hilfe des Bauchspeicheldrüsenhormons Insulin in Körperzellen eingeschleust

werden. Bei gesunden Menschen funktioniert dieser Mechanismus – nicht jedoch bei Diabetikern.

• Bei der so genannten Zuckerkrankheit findet Glukose nur unzulänglich oder gar nicht den Weg in Zellen. Weil Insulin fehlt. Oder wenn Zellen ihre mikroskopisch winzigen Rezeptortürchen schließen, den Blutzucker nicht oder nur ungenügend aufnehmen.

• Wenn das Pankreas, die Bauchspeicheldrüse, kein oder zu wenig Insulin produziert und bereitstellt, sprechen Mediziner von Diabetes Typ 1. Zwischen fünf und zehn Prozent aller Zuckerkranken leiden daran, meist von ihrer Kindheit an. Die Ursache: Das eigene Immunsystem gerät aus der Kontrolle und zerstört die Insulin-produzierenden Beta-Zellen im Pankreas. Warum dies geschieht – darüber haben Wissenschaftler noch keine eindeutige Erkenntnis. Schuld können Erbanlagen sein, aber auch Virenbefall oder Fehlernährung.

• Oft erschöpft sich bei Kindern allmählich die körpereigene Produktion von Insulin, das Hormon muss dann mit einer Spritze injiziert werden, dies oft ein Leben lang.

• Weit häufiger ist Diabetes vom Typ 2, von dem 90 oder mehr Prozent aller Zuckerkranken betroffen sind. Er wird auch als Nichtinsulinabhänger Diabetes mellitus bezeichnet (von lateinisch mellitus = wie Honig schmeckend). Bei dieser Krankheit produzieren die Beta-Zellen der so genannten Langerhans-Inseln im Pankreas entweder zu wenig Insulin. Oder aber die Zellen nehmen Insulin – und damit auch Glukose – nicht oder nicht in ausreichendem Maß auf.

• Früher wurde Diabetes Typ 2 als Altersdiabetes oder Alterszucker bezeichnet. Nachdem immer mehr Menschen im mittleren Alter oder auch junge Menschen betroffen sind, wird die Bezeichnung nicht mehr oder kaum noch verwendet.

• Verhängnisvoll an der Zuckerkrankheit ist in jedem Fall, dass die Blutzuckerwerte zu hoch sind. Wenn sich zu hohe Konzentrationen von Glukose im Blut anreichern, kann dies verheerende Folgen haben.

• Als Hauptübeltäter bei der Entstehung von Diabetes gelten Zucker, Süßes und süße Getränke.

Warum Zucker Diabetes verursacht

Unsere Bauchspeicheldrüse, das Pankreas, ist das bravste, genügsamste Organ, etwa 15 bis 20 Zentimeter lang und 70 bis 80 Gramm schwer. Sie tut geduldig ihre Pflicht, verursacht niemals Schmerzen. Die Drüse steuert Verdauungsenzyme für den Darmsaft bei, und immer dann, wenn wir Kohlenhydrate essen, eben ihr Hormon Insulin. Früher, zu Zeiten der Neandertaler, gab es noch keinen weißen Dosenzucker, da war die Drüse noch richtig glücklich. Damals gab es nur Knollen, Getreide und Früchte. Und wenn die Neandertaler-Mami die gekocht hatte und die Familie satt war, dauerte es recht lange, bis die in den Knollen enthaltenen Kohlenhydrate aufgespalten und zu Glukose zersetzt waren. Das liegt daran, dass die Natur Glukose-Moleküle fest ins Gewebe von Getreide, Frucht- oder Knollenfleisch einschweißt.

Die ersten Warnsymptome

Meist entwickelt sich die Krankheit schleichend und ganz ohne irgendwelche Symptome. Bei vielen Menschen wird Diabetes Typ 2 erst nach sechs, acht oder mehr Jahren diagnostiziert. Gerade dies ist so bedenklich. Denn gespeist vom steten Zuckerverzehr, von der Sucht nach Süßem und süßen Getränken, baut sich die Krankheit beharrlich und am Ende bedrohlich auf. Gerade deshalb ist es wichtig, auf erste Warnzeichen zu achten:

Sehstörungen: Die hohen Zuckerkonzentrationen im Blut entziehen dem Gewebe Wasser – vor allem auch den empfindlichen Linsen in den Augen. Bleibt die Krankheit unbemerkt, können sich auch in der Retina, der Netzhaut, neue Blutgefäße bilden, alte Blutgefäße werden zerstört. Diabetes kann schließlich zu völliger Erblindung führen.

Durst: Weil die überschüssige, im Kreislauf zirkulierende Glukose dem Körper Flüssigkeit entzieht, entwickelt sich ein oft unwiderstehlicher Durst, meist verbunden mit ständigem Harndrang. Jedes Glukose-Molekül bindet drei Moleküle Wasser, das dem Stoffwechsel möglicherweise fehlt.

Grippeähnliche Symptome: Müdigkeit, Schwäche, Antriebsarmut, Appetitmangel, weil den Zellen die für ihren Stoffwechsel unerlässliche Glukose fehlt.

Gewichtsverlust: Ganz klar, vor allem das Muskelgewebe kann sich ohne Glukose nicht regenerieren.

Schlecht heilende Wunden: Diabetes schwächt die Selbstheilungskräfte des Körpers.

Nervenschwäche: Glukose bzw. Blutzucker ist praktisch der einzige Brennstoff, den Gehirn- und Nervenzellen für die Energiegewinnung nutzen können.

Infektionen: Typisch sind Zahnfleischentzündungen, verbunden mit Rötungen, Schwellungen, Empfindlichkeit, Zahnfleischbluten. Eiter entwickelt sich, Zähne werden locker und fallen aus.

Fest verpackte Apfelkerne

Wenn im Herbst so ein Dinkelkorn zu Boden fällt und sich – wenn es Glück hat – mit Hilfe von viel Regen in den Erdboden eingräbt, braucht der Keimling selbst Nährstoffe, um zum Frühjahr hin zu wachsen. Deshalb hat die Natur jedes Korn, jeden Knollensamen, jeden Apfelkern in viel stärkereiches Fruchtfleisch eingepackt, aus dem sich die Glukose-Moleküle erst allmählich herausspalten lassen.

Wenn wir Menschen Vollkornprodukte essen, gelangen die als Nahrungsbrei in den Darm, und die kohlenhydratspaltenden Darmenzyme haben eine Menge Arbeit, um das feste Zellgewebe der Kornreste zu sprengen, sie zu Glukose abzubauen. Das kann eine bis zwei Stunden oder gar länger dauern.

Für das Blut, die Körperzellen, den gesamten Stoffwechsel bedeutet dies, dass die im Nahrungsbrei enthaltene Glukose-Menge nicht auf einmal, in einem Schub ins Blut schießt. Sondern eben in einem Stunden währenden gleichmäßigen Zustrom.

Dadurch bleibt der Blutzuckerspiegel, also die Konzentration an Glukose, auf einem stets weitgehend gleich bleibenden Niveau. Mediziner sagen: im gesunden Referenzbereich. Dementsprechend braucht die Bauchspeicheldrüse nicht allzu viel Insulin auf einmal bereitzustellen. Sondern stets immer nur so viel, dass die gerade im Blut befindliche überschüssige Glukose in Zellen eingeschleust wird. So hat es die Natur eingerichtet – in vergangenen Urzeiten vor vielen Millionen Jahren. Stets war es gleich, nie war es anders. Bis die Süßwarenindustrie den weißen Kristallzucker als Instrument ihrer Firmenprofite entdeckt hat ...

Unsere arme Bauchspeicheldrüse

Zucker, alles Süße, auch helle Mehlprodukte oder der weiße polierte Reis bestehen vorwiegend aus schnelllöslicher Glukose. Weil ja das feste Fasergewebe, in das die Glukose eingebunden war, bereits abgetrennt ist, gibt es für Magen und Darm nicht mehr viel abzubauen. Schnelllösliche Glukose wird unverzüglich, quasi im Eiltempo, durch die Darmschleimhaut ans Blut abgegeben – der Blutzuckerspiegel schießt in die Höhe.

Daraufhin herrscht in der kleinen Bauchspeicheldrüse Alarmstimmung. Sie muss jetzt gewaltige Mengen Insulin, so schnell es irgend geht, produzieren und ins Blut abgeben. Jedes Insulin-Molekül besteht aus 51 Eiweißbausteinen. Das Pankreas muss, z. B. nach dem Verzehr einer Tiramisu-Leckerspeise, Milliarden, Billionen solcher Moleküle in hohem Produktionstempo bereitstellen, für die armen kleinen Beta-Zellen eine enorme Energieleistung. Eine Kraftanstrengung im Bemühen, diesen betroffenen Menschen vor den möglicherweise katastrophalen Folgen von zu hohem Blutzucker zu retten.

Ideale Blutzuckerwerte

Der ideale Bereich der Blutzuckerkonzentrationen liegt zwischen 85 und 105 Milligramm Blutzucker pro Deziliter Blut. Bei gesunder Kost aus komplexen Kohlenhydraten (Naturreis, Vollkornprodukte, Gemüse, Obst) steigen die Werte geringfügig an, verharren gleichbleibend eine Weile lang (bis zu zwei, drei Stunden), sinken dann wieder in den Idealbereich. Spätestens jetzt ist die überschüssige Glukose im Blut abgebaut, mit Hilfe von Insulin in die Zellen eingeschleust. Nach dem Verzehr der Tiramisu-Süßspeise klettern die Glukose-Werte auf 300 und mehr. Jetzt wird der Blutzucker zum Gift. Bis zur Erschöpfung schuftet die Bauchspeicheldrüse, um so viel Insulin aufzubringen, dass diese Glukose-Massen aus dem Blut entfernt werden. Der Blutzuckerspiegel fällt nach einer solchen Tortur stark ab. Er bleibt aber nicht bei gesunden 90 oder 100 hängen, sondern rutscht unter die physiologisch günstige Marke, vielleicht auf 80, auf 77, auf 72. Die Natur hat aber den Blutzuckerspiegel nicht umsonst in den Idealbereich rund um 100 angesiedelt. Denn Glukose ist praktisch die einzige Energienahrung, die Nerven- und Gehirnzellen verheizen können. Im Gegensatz zu Fettmolekülen (die z. B. von Muskelzellen zu Energie verbrannt werden), verheizt sich Glukose-Energie sofort und explosiv wie eine Gasflamme. Das muss auch so sein, denn bei spontanem Stress, etwa in einer Gefahrensituation, müssen Gehirn und Nerven innerhalb Zehntelsekunden mit Extraenergie aufgeheizt werden.

Leidenschaften fressen Blutzucker

Unser Gehirn braucht pro Stunde etwa sechs Gramm Glukose, bei extremem Stress bis zu zehnmal mehr. Ein einstündiger leidenschaftlicher Gefühlsausbruch (z. B. in der Liebe oder bei einem Wutausbruch) kann einen Großteil der Glukose-Reserven des Körpers auffressen.

Wenn Blutzuckerkonzentrationen auf etwa 75 Milligramm pro Deziliter Blut absinken, fehlt Nerven- und Gehirnzellen ihre Dauerenergieversorgung. Sie melden sich über hormonelle Signale, fordern Glukose an. Die Sucht nach Süßem regt sich, der Griff zur Schokoladentafel. Der darin enthaltene Zucker wird sehr schnell abgebaut, die Glukose-Werte schießen hoch, vielleicht auf 180, auf 220. Erneut erfolgt der Befehl an das Pankreas, das Hormon bereitzustellen. Die kleinen Produktionszellen synthetisieren unermüdlich aus Eiweißbausteinen Insulin. Die Insulin-Moleküle binden sich an die überschüssige Glukose im Blut und schleusen sie in Zellen ein – der Blutzuckerspiegel sinkt wieder, meist auf tiefere Werte als zuvor. Vielleicht auf 60, auf 50 oder noch tiefer.

Jetzt schreien Gehirn- und Nervenzellen regelrecht nach ihrer Energienahrung, sie quellen auf, im Bemühen, mehr Kontakt zu Glukoseführenden Kapillaren zu bekommen. Nervenschwäche, Verzagtheit, Angst, depressive Verstimmungen stellen sich ein. Und wieder meldet sich die Sucht nach Süßem ...

Die schlimmen Folgen von Diabetes

Blutglukosewerte können so hoch steigen, dass das Blut sirupartig verdickt – bei Werten von etwa 600 Milligramm Blutzucker pro Deziliter Blut. Dieser Zustand ist typisch für Diabetiker vom Typ 2, deren Krankheit lange Zeit unerkannt bleibt und die beständig viel Süßes essen und trinken. Verwirrungszustände, Krämpfe in den Beinen, ständige Müdigkeit, Schüttelfrost können sich einstellen.
Weil zu wenig Glukose in die Zellen gelangt, fehlt Energiebrennstoff. Der Stoffwechsel beginnt dann möglicherweise damit, vermehrt und im Übermaß Fett abzubauen, wobei giftige Säuresubstanzen entstehen, so genannte Ketone. Als Folge stellt sich Übelkeit ein, Appetitmangel, Erbrechen, Magenschmerzen. Der Atem riecht süßlich-fruchtig.

Typisch für zuckersüchtige Diabetiker ist eine fatale Nervenschwäche, zunächst als Folge eines Defizits an Glukose, der Energienahrung für alle Nervenzellen. Die Krankheit kann aber auch Nerven regelrecht zerstören, wenn die hohen Zuckerkonzentrationen das Endothel-Gewebe, die Innenauskleidung feinster Äderchen angreifen. Freie Radikale zerstören die sensiblen Schutzmembranen von Nervenzellen. Betroffen sind meist Sinnesnerven in Armen und Beinen. Die Folge: Taubheitsgefühle, Brennen, das vorwiegend an Finger- und Zehenspitzen einsetzt und nach oben hin fortschreitet.

Der ganze Körper ist betroffen

Verheerender sind Nierenschäden, wenn Diabetes die zwei Millionen Nephronen, die mikroskopisch winzigen Nierenfilterchen schädigt. Die schleichende Krankheit spürt der oder die Betroffene zunächst gar nicht. Erst spät schwellen Knöchel, Hände oder Füße an, Kurzatmigkeit, Bluthochdruck stellen sich ein, während meist weiterhin fleißig Zuckersüßes verzehrt wird. Am Ende mag ein schweres Nierenleiden stehen, eine Dialyse (Blutaustausch) oder eine Nierentransplantation, die gewaltige Kosten verursachen.
Diabetes kann – wenn die Krankheit unentdeckt bleibt – schwerste Augenschäden verursachen, wie z. B. grauer oder grüner Star, bis hin zu totaler Erblindung.
Die Zuckerkrankheit schädigt Herz und Kreislaufsystem, mit einem erhöhten Risiko von Herzinfarkt, Schlaganfall, Arteriosklerose.
Das Immunsystem wird angegriffen und geschwächt. Infektionen können die Folge sein, sie treten am ganzen Körper auf: an Händen und Füßen, Nieren und Blase, im Genitalbereich, an den Schleimhäuten von Mund und Rachen, in der Lunge.
Von allen Seiten dringt die Krankheit jetzt aggressiv in den Körper ein.

Die Katastrophe

Schließlich kann es zur so genannten Glykation kommen, einem unkontrollierten Reagieren oder Verschweißen von Eiweiß- und Zuckermolekülen in den Körperzellen. Unkontrolliert bedeutet, dass keine chemischen, also keine normalen Stoffwechselreaktionen mehr beteiligt sind. Es ist ein tödliches Zerstören von Gewebe, das sich verselbstständigt und nicht mehr beherrschbar ist. Vergleichbar etwa dem Absterben von Nervengewebe im Sterbeprozess eines Menschen von sehr hohem Alter oder dem Zerfall von Gewebe nach dem Tod. Obwohl Diabetes, speziell vom Typ 2, längst verheerende Volkskrankheit ist, ist kaum jemand über die Folgen informiert.

Ungenügende Aufklärung

Die öffentliche Aufklärung für Jugendliche und Eltern über Gefahren durch zu hohen Zuckerverzehr reicht bei weitem nicht aus.
Die Deutsche Gesellschaft für Ernährung (DGE) wird zu 70 Prozent von Bund und Ländern, also von uns Steuerzahlern finanziert. Zu ihren Aufgaben gehört es unter anderem, uns vor bedeutenden gesundheitlichen Gefahren zu warnen. Stattdessen gibt es lediglich alle paar Wochen oder Monate den einen oder anderen Hinweis darauf, dass Süßes ungesund ist.
Das Bundesinstitut für gesundheitlichen Verbraucherschutz und Veterinärmedizin ist eine selbstständige Bundesbehörde im Geschäftsbereich des Bundesministeriums für Verbraucherschutz, Ernährung und Landwirtschaft. 800 Mitarbeiter finden hier einen Job – aber von einem Verbraucherschutz in Sachen Zuckergefahren kann keine Rede sein.
Die Bundeszentrale für gesundheitliche Aufklärung gehört zum Bundesministerium für Gesundheit. Der Behörde stehen jährlich Mittel in Höhe von rund fünf Millionen Euro zur Verfügung. Doch die Aufklärung in Sachen »Gefahr durch Süßigkeiten« ist unzulänglich und enttäuschend.

2 Hohe Kosten für den Steuerzahler

Diabetes vom Typ 2 verursacht in Deutschland jährlich Behandlungskosten von etwa 20 Milliarden Euro. Die Hälfte davon entfällt auf die stationäre Behandlung im Krankenhaus, etwa ein Viertel auf Kosten für Medikamente, der Rest auf ambulante Behandlung und andere Kosten.

Doch dies ist nur die Spitze des Eisbergs. Ungleich viel mehr Geld verschlingen diabetesbedingte Folgeerkrankungen und Komplikationen:

• Zu hohe Cholesterin- und Blutfettwerte, Herz-Kreislauf-Probleme von Arteriosklerose bis hin zu Herzinfarkt und Schlaganfall.

• Augenschäden: Da müssen manchmal lediglich Brillen verordnet werden – nicht selten aber Katarakte (grauer Star) oder Glaukome (grüner Star) operiert werden. Ganz abgesehen von Folgekosten nach teilweisen oder völligen Erblindungen.

• Enorme Kosten verursachen Nierenleiden als Folge von Diabetes. Therapien sind extrem teuer, vor allem dann, wenn Dialysen (Blutaustausch) oder Organtransplantationen vorgenommen werden müssen.

• Bis zu einem Drittel aller Patienten in psychosomatischen Kliniken oder Nervenkrankenhäusern sind direkt oder indirekt Opfer eines zu hohen und dauerhaften Konsums von Süßem und süßen Getränken. Für die Behandlung von Hunderttausenden Patienten werden Milliarden und Abermilliarden Euro für Medikamente ausgegeben – von Sedativa (Beruhigungspillen) bis hin zu sündteuren Neuroleptika.

• Hinzu kommen diabetesbedingte Arbeits- und Produktionsausfälle, Arbeitslosigkeit, Pflege- und andere soziale Kosten. In nur wenigen Jahren – so schätzen Experten – werden die Gesamtkosten unerschwinglich, nicht mehr beherrschbar sein, in Größenordnungen von insgesamt jährlich Hunderten Milliarden Euro.

Höchster Alarm

Auch in den USA hat man erkannt, dass der hohe Zuckerverzehr und der hohe Anstieg Diabeteskranker zur Volksbedrohung werden. In Kalifornien, im Los Angeles County, gibt es Bestrebungen, den Verkauf von Limo, Cola und anderen zuckerhaltigen Getränken auf dem Gelände von Schulen gesetzlich zu verbieten. Schon einmal war Kalifornien Vorreiter in Sachen Volksgesundheit, als nämlich das allgemeine Rauchverbot in öffentlichen Gebäuden und sogar in gastronomischen Betrieben eingeführt wurde.

Eine Vereinigung von Wissenschaftlern hat die CSPI gegründet, das Center for Science in the Public Interest (deutsch: Wissenschaftszentrum für öffentliche Interessen). Denn während in Amerika – statistisch gesehen – der Gesamtverbrauch von Zucker im internationalen Mittelwert liegt, greifen vor allem Kinder und Jugendliche mehr und mehr zu Süßem.

Dr. Michael Jacobson, Direktor bei CSPI: »Unser Zuckerkonsum bricht alle Rekorde. Seit 1983 ist er um 28 Prozent gestiegen, führt zu immer mehr Übergewichtigen und Fettleibigen sowie zu anderen Gesundheitsproblemen. Wir drängen darauf, dass auf dem Etikett von Lebensmitteln der Zuckergehalt angegeben wird, um Konsumenten abzuschrecken.«

Irgendwann wird diese Verordnung ohnehin zwingend nötig – auch bei uns in Deutschland. Und irgendwann, davon sind unsere Mediziner überzeugt, wird sich der Gesetzgeber veranlasst fühlen, auf allen stark gesüßten und verpackten Lebensmitteln die Warnung anzugeben: ZUCKER SCHADET IHRER GESUNDHEIT.

Spätestens dann würde es zur Farce, wenn z. B. süße Milchschnitten oder andere Kinderverführer als »gesund« angepriesen werden.

Gefahr durch Übergewicht

Zwischen 60 und 90 Prozent aller Menschen mit Diabetes 2 haben Übergewicht. Dementsprechend ist ein Abspecken, die Reduktion des Körpergewichts, Voraussetzung für eine Verbesserung. Wer zwischen zwei und 14 Prozent seines Körpergewichts verliert – dies haben Studien ergeben –, senkt Glukose- und Insulinwerte im Blut, außerdem Cholesterin- und Lipid-Konzentrationen. Wer 15 Prozent an überflüssigen Fettreserven abbaut, braucht im Allgemeinen keine Anti-Diabetes-Pillen mehr zu schlucken. Voraussetzung allerdings: auf Zucker, Süßes, auch auf süße Getränke verzichten.

Hauptverantwortlich für Diabetes 2 sind die einfachen Zucker, auch Monosaccharide genannt (wie unser weißer Dosenzucker), die nicht mehr lange verdaut werden müssen, sondern sofort ins Blut gelangen. Vor 200 Jahren hat jeder unserer Ahnen durchschnittlich zwei Kilo Zucker im Jahr zu sich genommen. Inzwischen ist es rund das 20fache. Wenn der Würfelzucker aber gesund wäre, hätte ihn die Natur schon vor Millionen Jahren an Bäumen und Sträuchern wachsen lassen.

Gesund ernähren

Gesunde Anti-Diabetes-Lebensmittel sind solche, die komplexe Kohlenhydrate enthalten, wie das volle Korn oder Naturreis. Das Gegenteil, die bedrohlichen Lebensmittel, sind solche, die industriell raffiniert sind, wie Zucker, helles Mehl oder weißer, polierter Reis.
Dazwischen gibt es eine Fülle naturbelassener Lebensmittel, die mehr oder weniger viel Zucker enthalten: Obst oder Fruchtsäfte bzw. auch Honig sind zum Teil reich an Fruktose, an Fruchtzucker. Laktose ist der Milchzucker (in Milch und Milchprodukten), Maltose der Malzzucker. Auch Fruktose und andere der erwähnten einfachen Zucker stimulieren einen Insulin-Ausstoß aus der Bauchspeicheldrüse, begünstigen

also eine Entwicklung zu Diabetes 2. Um Betroffenen und Patienten eine Anleitung zur Hand zu geben, welche kohlenhydratreichen Lebensmittel für sie am günstigsten sind, haben Wissenschaftler einen so genannten Glykämischen Index entwickelt. Eine Auflistung von Lebensmitteln, deren Verzehr wenig Insulin aktiviert (wie z. B. das volle Roggenkorn), bis hinauf zu Lebensmitteln (wie z. B. Zucker), die eine extrem erhöhte Insulin-Antwort auslösen.

Diabetes vom Typ 2 behandeln, bedeutet also ganz besonders: Keine Lebensmittel mit hohem Glykämischen Index auf den Tisch. Dafür nach Möglichkeit Lebensmittel mit möglichst niedrigem Glykämischen Index in den Speiseplan einbauen.

Der Glykämische Index

Den höchsten Wert im Glykämischen Index – nämlich 100 – hat die Saccharose, der weiße Dosenzucker. Neben Weißbrot und anderen hellen Mehlprodukten schneiden viele Cerealien, Trockengetreide- und Flockenmischungen z. B. fürs Müsli, schlecht ab. Den niedrigsten, also gesündesten Wert haben Vollkorn und Naturreis.

Klasse 1 (über 90)

Weißbrot, Brötchen	Karotten
helle Crackers	Pommes frites
viele Frühstückscerealien	Schokolade
Cornflakes	Kartoffelbrei
weißer Reis	Rosinen
helle Pasta	reife Bananen
alle Süßigkeiten	süße Getränke

Klasse 2 (70–90)

Kartoffeln	Vollkornprodukte
Getreide	Erbsen
Natur- bzw. Wildreis	Rote Bete
zuckerfreie Müsli	süßes Obst

Klasse 3 (30–70)

die meisten Gemüsearten	Tomaten
Nüsse	nicht zu süßes Obst
Bohnen	Roggen und andere Getreidearten

Auch Bier kann schädlich sein

Entscheidend für Diabetiker und Übergewichtige ist aber nicht allein der glykämische Wert, sondern auch der Zeitraum, in dem Getränke oder feste Nahrung eingenommen werden. Drei süße, fruktosereiche Äpfel kann man in zwanzig Minuten essen, den Saft aus drei Äpfeln in zwanzig Sekunden trinken. Ganz klar, dass im letzteren Fall Glukose- und Insulinwerte im Blut viel rascher ansteigen. Dasselbe gilt natürlich für Limonaden, gesüßten Kaffee, Schokoherzen, Pralinen oder Likör. Auch Honig – sonst ein sehr gesundes Lebensmittel – hat übrigens einen hohen glykämischen Wert. Und vom Bier sollten Diabetiker grundsätzlich die Finger lassen. Es ist reich an Maltose, dem Malzzucker.

Finger weg von Zigaretten

Raucher haben im statistischen Vergleich höhere Insulinwerte, eine erhöhte Insulin-Resistenz, außerdem mehr Triglyzeride (Fettmoleküle) im Blut und weniger »gutes« Cholesterin vom Typ HDL (High Density Lipoprotein = Fetteiweißstoffe mit größerer Dichte, also mit mehr Eiweiß und weniger Fett).
Stattdessen sind die Cholesterinwerte vom weniger gesunden Typ VLDL (Very Low Density Lipoprotein = Eiweißfettstoffe mit sehr geringer Dichte, also mit hohem Fettanteil) oft bis ums Doppelte erhöht.

Dies haben Wissenschaftler der renommierten Stanford University im US-Staat Kalifornien herausgefunden.

Natürliche Substanzen helfen

Sie sind Bestandteile naturbelassener Lebensmittel, können deshalb einen günstigen Einfluss auf den Heilungsverlauf haben.

Alphaliponsäure
Eine schwefelhaltige Substanz, die Diabetes 2 vorbeugen und bei der Behandlung helfen kann. Die Fettsäure kurbelt die Verbrennung von Glukose in Zellen an, senkt auf diese Weise Glukose- und auch Insulin-Konzentrationen im Blut. Alphaliponsäure bremst auch die Aktivität zerstörerischer Freier Radikale beim Verbrennungsvorgang in Mitochondrien, den winzigen, nur bakteriengroßen Energiebrennkammern der Zellen. Je mehr Glukose zu Energie verheizt wird, desto weniger Insulin muss die Bauchspeicheldrüse bereitstellen. In wissenschaftlichen Studien hat Alphaliponsäure in über einem Viertel aller Fälle die Insulin-Resistenz günstig beeinflusst. Die Substanz hilft auch bei diabetesverursachtem Katarakt (grauem Star) und bei Nervenschäden durch Insulin-Resistenz.

Ginseng
Dieser Wurzelextrakt hemmt bei Diabetikern den Glukose-Ausschlag der Blutwerte nach einer Mahlzeit. Entsprechende Blutwerte können dabei um bis zu zwanzig Prozent gesenkt werden, sodass eine niedrigere Insulin-Antwort der Bauchspeicheldrüse angefordert wird. Auch Ginseng hilft antioxidantiv, das heißt neutralisierend gegen Freie Radikale.

Avocado
Die Frucht enthält ein sehr spezielles Kohlenhydrat: Mannoheptulose.
Es liefert dem Blut den wichtigen Blutzucker, ohne jedoch gleichzei-
tig die Insulinwerte anzuheben.

Heidelbeeren
Ihre blauen Farbstoffe werden als Anthocyanide und Proanthocynai-
de bezeichnet. Sie schützen die feinen Zellstrukturen der Blau- oder
Heidelbeere, wirken ebenfalls stark blutzucker- bzw. insulinsenkend.
Der in Heidelbeeren enthaltene Wirkstoff Myrtillin wirkt ähnlich wie
Insulin, hilft Blutzuckerwerte über längere Phasen konstant zu hal-
ten.

Biotin
Ein potentes Vitamin, das der B-Familie zugerechnet wird. Es wirkt
beim Stoffwechsel von Fett, Eiweiß und Kohlenhydraten mit, ist gerade aus diesem Grund für Diabetiker wichtig, deren Stoffwechsel
nicht selten schwächelt. Zusammen mit Insulin kurbelt Biotin die
Aktivität der so genannten Glukokinase an, eines Enzyms, das für die
Glukose-Verwertung in Zellen wichtig ist.
Diabetespatienten haben oft sehr geringe Glukokinase-Konzentra-
tionen in Leberzellen, Biotin kann dieses Defizit ausgleichen. Das
Vitamin ist sehr reich in Eigelb, Leber, Fisch, Geflügel, Milchprodukten, Hülsenfrüchten und Bierhefe enthalten, wird bei gesunder Kost
aber auch in unserem eigenen Darm synthetisiert.

L-Karnitin
Dieser Eiweißstoff (er besteht aus den Aminosäuren Lysin und Me-
thionin) stellt die Zwillingsenzyme, die Fettsäuren in die Mitochondrien, die Energiebrennkammern der Zelle transportieren. L-Karnitin
senkt nicht nur Fettwerte, sondern verbessert auch die Insulin-Ver-
träglichkeit, optimiert den Kohlenhydratstoffwechsel. Die Substanz

verbessert auch das Speicherpotential von Glukose, kann somit krankhaft erhöhte Blutzuckerwerte senken. Nach neuesten Erkenntnissen schützt L-Karnitin vor diabetesbedingter Neuropathie (Nervenschäden), die sich meist durch Schmerzen und mangelnde Reflexe in den Beinen ankündigen. Wahrscheinlich begünstigt ein L-Karnitin-Mangel auch die Entstehung von grauem Star bei Diabetikern. Die Substanz ist ebenfalls rezeptfrei in Apotheken erhältlich.

Chrom
Ein Spurenelement, das beim Stoffwechsel von Glukose eine bedeutende Sonderrolle spielt. Senkt Glukose-Konzentrationen, hilft gegen Insulin-Unverträglichkeit bzw. -resistenz. Bei einer Ernährung mit vorwiegend »leeren« hellen Mehlprodukten und viel Süßem kommt es zu dramatischen Defiziten an diesem Spurenelement – oft erste Vorstufe für eine Entwicklung zum Altersdiabetes vom Typ 2. Chrom ist reich in Bierhefe und Melasse enthalten.

Koenzym Q 10
Dieser fetthaltige Naturstoff hilft gegen diabetesbedingte Zellschäden, in dem er zerstörerische Freie Radikale neutralisiert. Nach sehr neuen Erkenntnissen verbessert Koenzym Q 10 die glykämische Kontrolle von Lebensmitteln. Bestimmte Kohlenhydrate fordern dann keine so kräftige Insulin-Antwort heraus.

CLA
Konjugierte Linolensäure, eine natürliche Fettsäure, hilft gegen Übergewicht und beim Bemühen um ein konstantes Körpergewicht, wirkt somit vorbeugend gegen die Entwicklung einer Zuckerkrankheit. CLA kann – zumindest kurzfristig – Blutzuckerwerte senken, damit die Bauchspeicheldrüse entlasten, die dann nicht mehr so viel Insulin bereitstellen muss.

Ballaststoffe
Dies sind unverdauliche Faserstoffe in Gemüse, Obst, Getreide, Hülsenfrüchten oder anderen pflanzlichen Lebensmitteln. Es gibt lösliche Ballaststoffe (z. B. Pektin) und unlösliche (z. B. Zellulose, Lignin). Beide haben einen günstigen Einfluss auf Vorbeugung und Heilungsverlauf von Diabetes. Die unlöslichen Ballaststoffe sorgen für einen geregelten Stuhlgang, sie verzögern den Abbau von Stärke (z. B. in Kartoffeln) und damit die Abgabe von Glukose ins Blut. Die löslichen Ballaststoffe verzögern die Magenentleerung nach einer Mahlzeit, verhindern auf diese Weise ebenfalls eine zu rasche Abgabe von Glukose ins Blut.

Warum Bewegung für Diabetiker so wichtig ist

Weltrekorde braucht man keine aufzustellen – und auch keine schweißtreibenden Strapazen auf sich zu nehmen. Sport, Fitnessübungen, lange Wanderungen, Radtouren senken aber zu hohe Glukose-Konzentrationen und helfen bei Insulin-Resistenz. Eine bedeutende Studie, veröffentlicht im »New England Journal of Medicine« (USA), hat bewiesen, dass körperlich untätige Frauen und Männer doppelt so häufig an Diabetes erkranken wie ihre aktiveren Zeitgenossen. Bewegung hilft ganz besonders Personen, die ohnehin von Risikofaktoren für die Zuckerkrankheit belastet sind: also übergewichtigen und dicken Menschen.
Bei Vorbeugung und Behandlung von Diabetes durch Sport und körperliche Aktivität spielen die Muskeln die entscheidende Rolle. Sie sind nämlich besonders aufnahmefähig für Glukose. Und je mehr Muskeln trainiert werden, desto mehr Glukose nehmen sie auf, um diesen Blutzucker zu Energie zu verbrennen.
Menschen, die körperlich fit sind, sekretieren nach einer kohlenhydratreichen Mahlzeit weniger Insulin als solche, die immer nur trä-

ge im Fernsehsessel sitzen. Menschen, die wenigstens einmal in der Woche zum Turnen, Tennis spielen oder Jazzdance gehen, entwickeln um ein Drittel weniger häufig Diabetes.

Sport treiben bedeutet aber physischen Stress. Da brauchen Nerven- und andere Körperzellen Ruhe, um sich zu regenerieren. Interessant: Die renommierte Zellforscherin Professor Dr. Eve Van Cauter von der University of Chicago (US-Staat Michigan) fand heraus, dass chronischer Schlafmangel die Entwicklung einer Diabetes vom Typ 2 ebenso fördert wie der Altersprozess selbst. Wer über einen Zeitraum von einer Woche lediglich sechseinhalb Stunden oder weniger pro Nacht schläft, pumpt um die Hälfte mehr Insulin ins Blut als Menschen, die sich jeden Tag acht Stunden Schlaf leisten.

KAPITEL IV

Bluthochdruck – der süße Tod

- Blutdruck selber messen: Wo beginnt der Bluthochdruck?

- Zucker, der neu enttarnte Risikofaktor

- Wie das Bauchspeicheldrüsenhormon Insulin
den Blutdruck steigen lässt

- Frauen haben erhöhtes Risiko

- Vorsicht! Wenn zu süß und zu salzreich gegessen wird

- Treppensteigen und gesunde Ernährung: Endlich
runter mit dem Blutdruck!

1 Thema Bluthochdruck, Herz-Kreislauf-Beschwerden

Noch vor wenigen Jahren zählten unsere Ärzte meist stereotyp dieselben Hauptursachen für erhöhten Blutdruck oder Bluthochdruck auf:

- Übergewicht
- zu salzreiche Kost
- zu fette Ernährung
- Bewegungsmangel
- Stress
- Zigaretten

Von Zucker war nie die Rede. Süßes und süße Getränke zählen aber zu den Hauptursachen für pathologische Blutdruckverhältnisse. Die Voraussetzungen für diese originär neue Einsicht waren freilich erst gegen Ende des vergangenen Jahrhunderts möglich: Innovative Analysegeräte ermöglichen heute Einblicke in Zellen und Gewebe im Nano- und sogar Pico-Bereich (Billionstel Gramm). Außerdem vernetzt sich die internationale Zell- und Genforschung mit Hilfe der rasant voranschreitenden Computertechnik. Die medizinische Forschung schaffte eine Art Quantensprung, liefert teilweise völlig neue Einblicke und Einsichten in die Entstehung und Behandlung von Beschwerden und Krankheiten.

Das tödliche Quartett

Mit dem Beginn des neuen Jahrtausends geriet der hohe Zuckerkonsum mehr und mehr unter Verdacht. War etwa das süße weiße Kristall das eigentliche unentdeckte Gift bei der Entstehung von Bluthochdruck?
Die Forschung guckte jetzt nicht mehr nur auf verengte Arterien und

die Plaques der Arteriosklerose, sondern rätselte über größere Zusammenhänge. Immer wieder wurde deutlich, dass Bluthochdruck meist oder stets mit denselben Begleiterscheinungen und Blutwerten einherging: mit zu viel Insulin im Blut (Mediziner sprechen von Hyperinsulinämie), zu hohen Fettwerten (Hypertriglyzeridämie) und Übergewicht.

War oder ist etwa Bluthochdruck gar keine eigene Krankheit per se? Sondern Teil eines erweiterten Syndroms? Tückisch-tödlicher Teil einer Volksbedrohung, die mit einem Bündel an Syndromen in die Gesundheit der modernen zivilisierten Menschheit eingreift? Für diesen Verbund von Krankheitsbildern fanden Wissenschaftler einen neuen Begriff: das metabolische Syndrom.

Doch mit dem neuen Jahrtausend eilt die Forschung im Riesentempo voran. Dies vor allem unter dem Zwang, dass so bestürzend viele Menschen einen zu hohen Blutdruck haben – vor allem auch immer mehr Kinder und Heranwachsende. Allein in Deutschland ist jeder Fünfte betroffen von diesem Hauptrisikofaktor für die Todesursache Nr. 1: Herz-Kreislauf-Erkrankungen, Arterienverkalkung, Herzschwäche, Schlaganfall, Herzinfarkt, Nierenversagen, schwerste Gefäßschäden.

Vor allem wunderten sich Bluthochdruckforscher darüber, dass dem Problem mit dem Verzicht auf Risikofaktoren wie Salz oder Fett nicht einfach so beizukommen war. Gab es noch diesen anderen heimlichen Übeltäter?

Weil die Forschung über Blutfettwerte keine befriedigenden Ergebnisse mehr versprach, richteten Wissenschaftler ihr Augenmerk auf die zu hohen Insulin-Konzentrationen, die im Zusammenhang mit Bluthochdruck oft auftreten. Die Forschung schnürte daraufhin ein neues Krankheitsbild und nannte es fortan »Syndrome X«.

Schließlich war es der amerikanische Bluthochdruckspezialist Professor N. M. Kaplan, der den Begriff »The Deadly Quartet« prägte, deutsch: »Das Tödliche Quartett« – aufgrund des extrem gefährlichen, gefäßverändernden Potenzials, das mit diesem Krankheitsbündel einhergeht. Als »tödlicher Drahtzieher« gilt vielen Experten inzwischen nicht das Fett im Blut, sondern das viele Insulin – ausgelöst und gespeist durch Zucker, Süßes und süße Getränke.

Was ist Bluthochdruck?

• Unser Herz ist eine Blutpumpe, sie pumpt pro Minute mit zwischen 60 und 80 Schlägen das für die Zellversorgung wichtige Blut durch insgesamt rund 100 000 Kilometer große, kleinere und feinste Adern.

• Dabei herrscht in Blutgefäßen und Herzkammern ein gewisser Druck, der normalerweise in mmHg (Millimeter Quecksilber) gemessen wird. Dieser Druck ändert sich im Laufe des Tages und während der Nacht häufig, je nach Stress, Ernährung und anderen Faktoren.

• Bei der Blutdruckmessung entstehen zwei Werte, z. B. 120/80. Der größere Wert steht für die maximale Pumpkraft und wird als systolischer Blutdruck bezeichnet. Der kleinere Wert bezieht sich auf den Blutdruck zwischen zwei Herzschlägen. Er entsteht, wenn Blut in das labyrinthisch verästelte Netzwerk der Gefäße einströmt, und wird als diastolischer Blutdruck bezeichnet.

• Wenn der durchschnittliche diastolische Blutdruck eines Menschen über 85 ansteigt, bzw. wenn der durchschnittliche systolische Wert mehr oder weniger hoch beständig über 130 liegt, können sich gesundheitliche Risiken einstellen.

• Der stete Verzehr von Süßem führt – je nach persönlicher Disposition – zu einem Anstieg des systolischen Druckwertes. Verantwortlich dafür ist das Hormon Insulin der Bauchspeicheldrüse, das stets gleichzeitig mit dem Zustrom von Glukose (Blutzucker) ins Blut bereitgestellt wird. Bei chronischem Zuckermissbrauch entgleisen Kontrollmechanismen für Insulin und Glukose, Insulinwerte sind permanent zu hoch und damit häufig auch der systolische Wert beim Messen des Blutdrucks.

• Dies ist eine Erklärung dafür, dass viele Patienten unter erhöhtem Blutdruck oder Bluthochdruck leiden, obwohl sie auf die oben erwähnten Risikofaktoren (Salz, Nikotin, Fett usw.) verzichten.

Gesunder und bedenklicher Blutdruck

Wenn der diastolische Blutdruck unter dem Wert 85 liegt, ist er normal. Bei 85 bis 90 liegt er über normal, bei 90 bis 105 sprechen Mediziner von leicht erhöhtem Blutdruck, bei Werten über 105 von erhöhtem bzw. ernsthaft erhöhtem Blutdruck. Wenn der systolische Blutdruck unter 140 liegt, ist er normal. Bei Werten zwischen 140 und 160 sprechen Mediziner von leicht erhöhtem Blutdruck. Zeigt das Blutdruckmessgerät mehr als 160 an, wird der systolische Blutdruck als erhöht bzw. ernsthaft hoch bezeichnet. Ganz klar: Je höher die jeweiligen Werte steigen, desto bedenklicher sind sie. Blutdruckmessen ist übrigens kein Problem. In vielen Apotheken kann man – praktisch im Vorbeigehen – seinen Blutdruck gegen eine geringe Gebühr oder gar umsonst prüfen lassen.

Die klassischen Risikofaktoren

Salz: Unser Kochsalz ist chemisch Natriumchlorid, es bindet Wasser, erhöht auf diese Weise das Blutvolumen. Da muss dann mehr Blut durch Adern gepresst werden – der Blutdruck steigt. Und noch eine blutdrucksteigernde Eigenschaft hat unser Salz: Es erhöht die Gefäßwandspannung, verengt also Gefäße. Deshalb sollte man in der Küche und beim Essen nicht zu viel Salz verwenden.

Stress: Auch jede mentale oder körperliche Belastung wirkt – über so genannte adrenerge Rezeptoren – gefäßverengend. Das Blut wird durch engere Adern gepresst, der Blutdruck steigt, man ist wacher, leistungsfähiger, fühlt sich der Stress-Situation besser gewachsen.

Zigaretten: Wieder derselbe Mechanismus – Nikotin wirkt gefäßverengend. Es ist dann wie bei einem Wasserschlauch im Garten, dessen Öffnung verengt wird. Da schießt das Wasser mit größerem Druck heraus.

Übergewicht: Wer zu viele Pfunde mit sich herumschleppt, fordert sein Herz zu erhöhter Pumpleistung – immerhin muss ja nun noch zusätzlich viel Fettgewebe mit Nährstoffe transportierendem Blut versorgt werden.

Bewegungsmangel: Sport, Gymnastik, jegliche körperliche Tätigkeit kräftigt das Herz. Dieser mächtige Pumpmuskel kann dann langsamer arbeiten, um die nötige Blutmenge durch das Adernsystem zu treiben.

Zucker: der neu entdeckte Risikofaktor

Entlarvt wird das süße Kristall als Kandidat bei der Entstehung von erhöhtem Blutdruck und Bluthochdruck. Schade, dass diese Erkenntnisse erst jetzt, in den ersten Jahres des neuen Jahrtausends, gewonnen werden. So viele blutdruckkranke Menschen hätte man rechtzeitig warnen können, anstatt immer nur allein vor Fett und Cholesterin zu warnen.

Wenn wir eine Mahlzeit zu uns nehmen, die reich an schnelllöslichen Kohlenhydraten ist – z. B. einen Pfannkuchen mit Marmelade – werden innerhalb Minuten mehr als 15 Gene aktiviert, um die im Nahrungsbrei enthaltene Glukose in Fett umzuwandeln. Erst im Jahr 2002 entdeckten Wissenschaftler in Zellkernen einen so genannten Transkriptionsfaktor, der sich an ein Glukose-Signal bindet und die Synthese von Enzymen stimuliert, die Triglyzeride (Fettmoleküle) in Fettzellen einbauen.

Diesen Faktor nannten die Forscher Carbohydrate Responsive Element-binding Protein. Viele Forscher sehen in ihm einen Schlüssel bei der Entstehung krankhafter Blutdruckverhältnisse. Offenbar mutieren Gene nach jahrelangem Zuckermissbrauch, was zu permanent hohen Insulinwerten führt.

Bluthochdruck durch Insulin

Dieses Bauchspeicheldrüsenhormon strömt nach dem Verzehr von kohlenhydratreichen Mahlzeiten in Massen in unseren Blutkreislauf.

Wenn es seinen Job erfüllt hat – den Einbau von Nährstoffen in Zellen – sollte es den Blutkreislauf wieder verlassen.

Wenn die genetische Insulin-Regulierung jedoch krankhaft mutiert, verbleiben ständig zu hohe Insulin-Konzentrationen im Blut. Die fügen vor allem dem Endothel-Gewebe, der Auskleidung der Gefäße, schweren Schaden zu – mit einem erhöhten Risiko für Arteriosklerose.

Die Bedrohung geschieht dabei durch das körpereigene Hormonpeptid Endothelin, das Arterien extrem verengt, bis zu 100-mal stärker als andere blutdrucksteigernde Hormone wie z. B. Angiotensin II bzw. Nervenreizstoffe wie Serotonin und Noradrenalin, den euphorisierenden Happymacher.

Endothelin ist ein bioaktives Peptid, das aus 38 Aminosäuren (Eiweißbausteinen) zusammengeknüpft wird. Wenn die Insulin-Kontrolle erst einmal entgleist ist (durch jahrelangen Missbrauch von Zucker und hellen Mehlprodukten), führt jedes Stück Würfelzucker, jedes Bonbon, jedes süße Gebäck automatisch nicht nur zu einem Anstieg von Insulin, sondern auch von Endothelin.

2 Auch Arterien können leiden

Arterien leiden deshalb darunter, weil sie unter dem Endothelin-Befehl immer wieder jäh und stark kontraktieren, was schließlich zu einem Krankheitsbild führt, das Wissenschaftler endotheliale Dysfunktion nennen. Warum sich Adern von insulinresistenten Personen nach Zuckerverzehr so stark zusammenziehen, wissen die Angiologen (Gefäßwissenschaftler) nicht. Wahrscheinlich handelt es sich um eine ähnliche Abwehrfunktion des Körpers wie beim Rauchen. Schon beim ersten Zug aus der Zigarette kommt es zu einer Vasokonstriktion (Engstellung) der Gefäße. Dadurch wird der Blutfluss zu den Zellen gehemmt, Gifte wie Teer oder Nikotin nur gedrosselt transportiert. Möglicherweise schützt sich der Organismus auf dieselbe Weise gegen überhöhte Glukose- und Insulin-Konzentrationen. Jedenfalls sind Blutplasmaspiegel von Endothelin bei Patienten mit Arteriosklerose und schwerer Hypertonie (Bluthochdruck) praktisch immer erhöht.

Genetisch geschulte Mediziner sehen längst nicht mehr in erhöhten Cholesterinwerten die schlimmste Ursache für Bluthochdruck. Mehr und mehr enttarnen ihre perfekten Analysegeräte den Zucker als heimlichen Bösewicht. Und ihre Warnungen werden immer dringlicher: Zuckerwerte auf Etiketten deklarieren und den Packungshinweis gesetzlich vorschreiben: ZUCKER SCHADET IHRER GESUNDHEIT.

Ein Professor in Texas

Am renommierten University of Texas Southwestern Medical Center in Dallas arbeitet ein Bluthochdruckexperte, der völlig neue Einblicke und Einsichten in die Entstehung und Behandlung dieser Krankheit vermittelt. Professor N. M. Kaplan sieht das »Tödliche Quartett« aus Bluthochdruck, zu hohen Blutfettwerten, Übergewicht und zu viel Insulin im Blut als eine diagnostische Einheit, bei der den einfachen Kohlenhydraten (in Zucker, Teigwaren) und dem Hormon Insulin eine Sonderrolle zufällt.

Wenn Laborratten in Tierversuchen mit zuckerreicher Nahrung gefüttert werden, steigt ihr Blutdruck an. Dabei reicht praktisch schon eine Saccharose-Konzentration in ihrem Trinkwasser, die etwa dem Süßigkeitsgehalt so mancher Limo entspricht. In Studien an menschlichen Probanden bestätigen sich die Ergebnisse. Betroffen ist insbesondere der systolische Blutdruck in Aorta und Femoral-Arterien in Oberschenkeln, aber auch in den Armen.

Je mehr der vier Risikofaktoren zusammentreffen (zu viel Insulin im Blut, Übergewicht, Bluthochdruck, zu hohe Blutfettwerte), desto kürzer ist die Lebenserwartung. Wer zu dick ist, einen zu hohen Blutdruck hat, zu hohe Blutfettwerte und außerdem noch ständig zu viel Süßes isst oder trinkt, lebt in einer um bis zum sechsfachen erhöhten Gefahr, z. B. einen Herzinfarkt oder einen Schlaganfall zu erleiden.

Frauen haben erhöhtes Risiko

Bestürzend sind die Ergebnisse bei der Unterscheidung zwischen den Geschlechtern: Für Frauen steigt der Risikofaktor um das 14fache an. Verhängnisvoll mag sich auswirken, dass mit dem Zuckermissbrauch offensichtlich auch zu niedrige Blutfettwerte an essentiellen, lebensnotwendigen Fettsäuren einhergehen, wie Linol- und Alpha-Linolensäure.

Alarmierend ist – so die Wissenschaftler –, dass sich immer mehr Menschen zu süß ernähren. Kuchen, Limo, Cola, Schokoriegel, Mohrenköpfe, Cookies, Marzipan, Pralinen usw. verdrängen mehr und mehr die Aufnahme gesunder Lebensmittel wie Obst und Gemüse bzw. Frucht- und Gemüsesäfte. Nicht wenige Zeitgenossen beziehen bis zu einem Drittel oder gar der Hälfte ihrer Kalorienaufnahme aus Zucker, Zuckerstoffen oder der schnelllöslichen Glukose in Brötchen, Weißbrot, Pizza, Hamburgern, Pasta oder weißem Reis. Und immer mehr Kinder werden durch Zucker verführt, leiden an einem zu hohen Blutdruck – ohne dass ihre Eltern es wissen.

Wenn auch noch Salz dazukommt

• Dann sieht es wirklich bitterböse in unserem Stoffwechsel und in unserem Organismus aus.
• »In der Regulierung des systolischen Blutdrucks wirken Zucker und Salz zusammen«, erklärt der renommierte Experte Professor H. G. Preuss von der medizinischen Abteilung des Georgetown University Medical Centers in Washington (US-Staat D. C.). »Wir gehen deshalb davon aus, dass die Zuckermenge, die durchschnittlich von einer normalen menschlichen Person eingenommen wird, ausreicht, um den Blutdruck anzuheben.«
• Eine Rolle spielt dabei, dass Kochsalz, ebenso wie Glukose bzw. Blutzucker, eine Insulin-Resistenz aufbauen kann. Eine stark gesalzene Gulaschsuppe wird bei entsprechend belasteten Personen zu einem Anstieg des Blutdrucks führen. Wenn gleichzeitig schnelllösliche Kohlenhydrate eingenommen werden (z. B. in Form einer süßen Limo oder eines nachfolgenden süßen Desserts), steigt der Blutdruck meist spontaner an.
• Deshalb gelten Zucker und Salz als die größten Unruhestifter im Kreislauf. Und dies insbesondere bei Kindern und Heranwachsenden, die von den Verlockungen der Fast-Food-Industrie auf den Zucker-Salz-Konsum programmiert werden. Beispiele: Pommes mit Majonäse und Cola, Hamburger mit süßem Milk-Shake, Pizza mit süßer Limo.
• Auf die in Würzkräutern enthaltenen Wirkstoffe reagieren unsere Geschmacksknospen ebenfalls stark.
• Wissenschaftler empfehlen: In der Küche viel mit Kräutern würzen.

Was kann man tun?

Das Mineral Kalium ist im Stoffwechsel Gegenspieler von Natrium, dem Kernmineral von Kochsalz. Kaliumreiche Lebensmittel neutralisieren deshalb den blutdrucksteigernden Effekt von Kochsalz:

- Bananen
- Avocado
- Brokkoli
- Sellerie
- Kartoffeln
- Alle Kohlsorten
- Bohnen, Erbsen, Linsen
- Spargel
- Pilze
- Weizen, Roggen, Hafer, Gerste, Dinkel, Buchweizen
- Naturreis

Lösliche Ballaststoffe wie z. B. Guar bzw. Guarkernmehl, die als Dickungsmittel in Glasuren, Füllungen oder Pudding verwendet werden, wirken einem erhöhten systolischen Blutdruck entgegen. Dasselbe gilt für Müsli auf der Basis von Hafer bzw. Haferflocken, solange es nicht gesüßt ist. Im Juni 2002 überraschte ein Forscherteam der University of Minnesota Medical School (USA) mit einer Studie: 73 Prozent von Probanden mit erhöhtem Blutdruck bzw. Bluthochdruck brauchten nach einer 12-Wochen-Hafer-Kur nur noch die Hälfte an blutdrucksenkenden Medikamenten einzunehmen. Der an löslichen Ballaststoffen reiche Hafer senkte außerdem Cholesterinwerte und damit Risiken eines Herzinfarkts.

Auch das Spurenelement Chrom kann bei insulinstimuliertem Bluthochdruck helfen. Es ist sehr reich in Bierhefe enthalten (Apotheke, Reformhaus). Vitamin C zählt ebenfalls zu den empfohlenen Natursubstanzen. Männer mit Bluthochdruck haben ein ums nahezu dreifache erhöhtes Risiko, einen Herzinfarkt oder Schlaganfall zu erleiden, wenn sie zu wenig Vitamin-C-reiches Obst oder Gemüse essen.

Was hilft? Umsteigen von salzreichen Fleischgerichten auf kaliumhaltige Pflanzenprodukte.

Treppenstufen senken Blutdruck

Und Bewegung, körperliche Aktivität ist wichtig. Schon ein kleines, zehnminütiges Übungsprogramm am Tag kann den Blutdruck um fünf bis zehn mmHg (Millimeter Quecksilber) absenken, hat damit die gleiche Wirkung wie blutdrucksenkende Medikamente, die vom Arzt verordnet werden. Und dies ohne Nebenwirkungen!

Die Trainingsprogramme sollten aerob sein. Als solche bezeichnet man Übungen, die Sauerstoff erfordern, weil sie Herz, Lunge und Muskeln gleichzeitig beanspruchen. Joggen, Radfahren, Bergsteigen, Schwimmen usw. sind ebenso aerob wie z. B. Heckenschneiden oder Fensterputzen.

Aufzüge und Rolltreppen nur in Abwärtsrichtung benutzen. Jede Treppenstufe, die man aus eigener Kraft erklimmt, wirkt blutdrucksenkend.

Weniger empfohlen werden so genannte isometrische Übungen. Also z. B. Muskeltraining ohne Bewegung, die den Blutdruck anheben können, anstatt ihn abzusenken.

KAPITEL V

Kariesgefahr durch Zucker

- Jeder Mensch kann schöne Zähne haben

- Wie entsteht eigentlich Karies?

- Auf die verführerischen süßen Snacks verzichten

- Zahnwurzeln sind besonders gefährdet

- Fast die Hälfte aller Kinder sind betroffen

- Rettung für angegriffene Zähne

1 Jeder Mensch kann schöne Zähne haben

Warum putzen sich Kinder mit süßschmeckenden Zahnpasten die Zähne? Damit sie immer wieder an den tollen Zuckergeschmack erinnert werden. Warum werden Zahnpasten, -lösungen oder -gels Fluoride beigemengt? Damit Kinder, Heranwachsende und auch Erwachsene Zuckerhaltiges essen und trinken dürfen, ohne Angst vor Karies zu haben.

Zähne sind ein Kunstwerk

- Sie sind von der Natur so konstruiert, dass wir mit großem Beißdruck auch harte Nahrungsmittel zerkleinern können. Deshalb setzen sie sich aus drei festen Mineralstrukturen zusammen: dem äußeren Zahnschmelz, dem darunter liegenden Dentin und dem Zement, der sich um die reich mit Blutgefäßen versorgte Zahnhöhle schließt.
- Der Zahnschmelz (oder Enamel) ist die härteste Substanz, die unser Stoffwechsel herstellt. Das Alveolar-Bein im Kieferknochen, in dem unsere Zähne verankert sind, hat den höchsten Kalzium-Umsatz von allen Knochen in unserem Körper.
- Der Zahnschmelz enthält keine Blut- oder Lymphgefäße für den Transport von Nährstoffen. Faszinierend ist jedoch, dass die Mischung aus organischen und anorganischen Substanzen im Enamel den Transport unendlich feiner Ionen (Atomteilchen) und Kleinmolekülen aus dem Speichel und möglicherweise auch aus dem Blut ermöglichen. Der Zahnschmelz ist also keine tote Substanz, sondern eine Struktur mit lebendigem Stoffwechsel.
- Auch das darunter liegende Dentin enthält keine Gefäße, es wird aber durch mikroskopisch winzige Kanälchen mit extrazellulären Nährflüssigkeiten des Blutes versorgt und gespeist. Während der Zahnschmelz seine Nahrung aus dem Speichel zieht, holt sich das Dentin seine lebenserhal-

tenden Biosubstanzen aus der Zahnhöhle bzw. dem Periodontium, der bindegewebsartigen Wurzelhaut zwischen Zahnwurzel und Alveolar-Bein.
• Diese harte und dennoch sensible Zahnstruktur verfügt nicht über den Schutz eines mächtigen Immunsystems wie andere Gewebe. Und Dentin bzw. Enamel haben nur eine begrenzte Fähigkeit zur Erneuerung. Dem Dauerangriff von Säuren, die durch Zuckerverzehr entstehen, sind sie nicht gewachsen. So kräftig sie von der Natur konstruiert sind, so verletzlich und hilflos sind sie letztlich im Abwehrkampf gegen Karies.

Wie Karies entsteht

In der Natur herrscht ein recht erbarmungsloser Konkurrenzkampf um die besten Futterplätze, nicht nur unter Tieren (oder auch uns Menschen), sondern auch unter Bakterien, Pilzen, Parasiten und anderen Mikroben. Die sind in unserer gekauten Nahrung in Fülle vorhanden, mischen sich hier in den Speichel, der selbst schon reich an Mikroorganismen und abgeschilferten Schleimhautteilchen ist.

In diesem warmen, feuchten Milieu gedeihen Bakterien prächtig, solange sie mit ihren Lieblingsspeisen gut genährt werden. Dies gilt insbesondere für karieserzeugende Bakterien von der Spezies Streptokokkus mutans. Die stürzen sich heißhungrig auf schnelllösliche Kohlenhydrate in Zuckerhaltigem und scheiden dabei mehrere Sorten organischer Säuren aus, die sich als zähe, gelatine Masse auf der Oberfläche der Zähne festsetzen. In dieser Plaque, wie auch im Speichel, sinkt der pH-Wert daraufhin stark in den Säurebereich von vielleicht 5,3 oder 5,5 (statt gesunder 7). Damit beginnt die Vernichtungsarbeit am Gebiss.

Die Saccharose im Zucker ist aus bestimmtem Grund Lieblingsspeise der Karies-Bakterien: Die produzieren daraus nämlich auch extrazelluläre Polysaccharide, so genannte Fruktane, die sie als Lagervorrat speichern können. Auf diese Weise können sie locker auch mehrere

Stunden oder gar Tage gut überleben, wenn kein Zuckernachschub erfolgt. Bakterien sind also gar nicht so dumm, wie wir immer meinen.

Gefährlich: viele kleine süße Snacks

Am bedrohlichsten wirkt sich Zuckerverzehr aus, wenn ein Mensch den ganzen Tag über in relativ kurzen Abständen süße Snacks zu sich nimmt: Gebäck, Kuchen, Schokolade, Eiskrem, süße Cremespeisen usw. Dann nämlich herrscht in seiner Mundhöhle von früh bis spät ein so genanntes kariogenes Milieu. Es kommt zu aggressiven Dauerattacken auf Zahnschmelz und Dentin. Vor allem süße Getränke wie Limo oder Cola senken die pH-Werte innerhalb Sekunden in den Kariesbereich.

Als Folge davon kommt es zu einer Demineralisierung der Zähne, einem Abbau der Zahnmasse. Karies ist eine der am weitesten verbreiteten Infektionskrankheiten. Rund die Hälfte aller Kinder sind – in unterschiedlichem Ausmaß – davon betroffen. Dabei ist diese Krankheit leicht beherrschbar. Ganz einfach durch den Verzicht auf Zucker, Süßes und süße Getränke.

Je süßer, desto ungesünder

Solange der raffinierte Weißzucker bei Eskimos, den Maoris von Neuseeland oder den australischen Aborigines nicht vorhanden war, war Karies bei diesen Völkern nahezu unbekannt. Als der Zucker während des Zweiten Weltkriegs in Europa und Japan rationiert war, sank die Kariesrate drastisch. Seitdem ist Süßes überall unbeschränkt erhältlich, und Zahnkaries zählt zu den Volkskrankheiten.
Dabei gilt: je süßer, desto ungesünder. Die Kohlenhydratstärke in Reis,

Getreide, Mais, Kartoffeln usw. besteht aus großen Molekülen, die die dicke, bakterienhaltige Plaqueschicht der Zähne nicht durchdringen. Wenn Getreide für die Brotherstellung vom Keimling befreit ist, wird es viel leichter von der Speichel- und Plaque-Amylase, dem kohlenhydratzersetzenden Enzym, abgebaut. Die entstehende Säure greift dann den Zahnschmelz an.

Wird Stärkereiches wie z. B. ein Getreidemüsli mit Zucker oder Süßem versetzt, schadet dies den Zähnen oft mehr, als wenn man schnell mal eine Schokowaffel nascht. Der Grund: Während Zuckerbestandteile im Riegel oder in der Waffel mit dem Speichel rascher aus dem Mundbereich ausgespült werden, verbleiben Mixturen von Stärke und Zucker länger in der Kariesplaque. Die unersättlichen Streptokokken haben dann eine Zeit lang keine Ernährungssorgen, können reichlich Säuren produzieren und kostbares Enamel oder Dentin zersetzen.

2 Zahnwurzeln sind besonders gefährdet

Wenn sich das Zahnfleisch zurückbildet (Hauptursache: Vitamin-C-Mangel), sind Bereiche der Zahnwurzel ungeschützt dem Bakterienmilieu im Mund ausgesetzt. Zahnwurzeln haben – im Gegensatz zu den Zähnen selbst – keinen Enamel-Schutz, sind deshalb besonders gefährdet.
Die Bakterien vom Typ Streptokokkus mutans und andere krankheitserregende Mikroben haben es dann besonders leicht, Zahnmasse anzugreifen. Während sich eine Zahnkronenkaries normalerweise im Zeitraum von sechs bis zwanzig Monaten entwickelt, geht es bei der Wurzel-Karies verheerend schnell. Manchmal dauert es nur eine oder zwei Wochen, bis die Wurzel endgültig zerstört ist.
Dies vor allem dann, wenn der betreffende Zeitgenosse ständig Süßes und süße Getränke konsumiert.

Schutzfaktor Speichel

Wenn wir uns gesund ernähren und alles Zuckersüße im Supermarktregal lassen, brauchen wir uns um Karies keine Sorgen zu machen. Auch auf fluoridhaltige Zahnpasten darf man dann verzichten. Unser Speichel ist reich an Immunstoffen, er schützt den Mundraum vor krankheitserregenden Mikroorganismen:
Speichel spült Bakterien aus, er enthält Bikarbonate, die einer Säurebildung entgegenwirken, außerdem Abwehr-Proteine und Phosphate, die Plaquesäuren auflösen und neutralisieren.
Wenn wir uns gesund ernähren, ist der Speichel auch reich an so genannten Immunglobulinen, streitbaren, zahnschützenden Feinden

von Karies-Bakterien. Speichel enthält auch Kalzium- und Fluorid-Ionen für die Remineralisierung (Wiederaufbau) zerstörten Enamels und Dentins.

Mit zunehmendem Alter produzieren immer weniger Menschen ausreichend Speichel, damit fehlt ihrem Gebiss der natürliche Schutz. Zitrusfrüchte, Orangen- und Grapefruitsaft, oder auch säuerliches Obst regen die Speichelbildung an. Auch ausreichendes Kauen fördert die Speichelbildung. Nützlich kann auch das Kauen von zuckerfreien Kaugummis sein.

Angegriffene Zähne rechtzeitig retten

Noch vor wenigen Jahren galt die Erkenntnis, dass Enamel oder Dentin, wenn es bereits angegriffen oder zerstört ist, nicht mehr regeneriert werden kann. Inzwischen weiß man, dass sich Zahnschmelz oder Dentin wieder erneuern können.

Genau so, wie sich Knochen im Laufe eines Tages in ihrer Festigkeit ständig verändern, ist auch Karies kein gleichmäßig voranschreitender Prozess. Wenn Zucker im Mundraum oder in der Plaque fermentiert wird, beginnen die Attacken auf den Zahnschmelz innerhalb Minuten. Der Kariesfraß kommt zum Stillstand, wenn kein Nachschub an Süßem erfolgt. Wenn jetzt über Tage hinweg auf Zuckerhaltiges ganz verzichtet wird, remineralisiert sich der Zahnschmelz, baut sich neu auf. Die verlorenen Kalzium-, Phosphor- und Fluorid-Anteile im Enamel erneuern sich. Dies insbesondere in der ersten Phase einer voranschreitenden Kariesbildung.

Unser Gebiss ist eben, genetisch und evolutionär bedingt, auf die Erstverarbeitung von Knollen oder Früchten spezialisiert – und nicht von Candy-Riegeln.

Käse hilft

Bestimmte Lebensmittel verhindern ein Absinken des pH-Werts in der Plaque in gesundheitsschädliche Säurebereiche. Dazu zählt Käse, insbesondere reife Käsesorten. Wenn wir ein Tässchen stark gesüßten Espresso trinken oder sirupgesüßtes Dosenobst essen, entsteht praktisch unverzüglich ein Säureangriff auf den Zahnschmelz. Wenn wir jetzt ein Stückchen alten Käse essen, wird der pH-Wert sofort in einen unschädlichen Bereich angehoben. Ursache ist die Zusammensetzung von Käse, die einen erhöhten Speichelfluss stimuliert. Außerdem neutralisiert seine Zusammensetzung mit hohen Konzentrationen von Eiweiß, Kalzium und Phosphor die Plaquesäure. Möglicherweise enthält Käse – so spekulieren Wissenschaftler – auch einen ganz speziellen zahnschützenden Faktor, der pH-Werte aus dem Säurebereich in den basischen Bereich anhebt.

Biostoffe schützen vor Karies

Vitamin C: Diese bedeutende Immunsubstanz festigt die durch das Kauen extrem belastete Gefäßstruktur im Zahnfleisch. Außerdem aktiviert das Vitamin den Stoffwechsel der Odontoblasten im Dentin, der zahnmassebildenden Zellen. Enthalten ist Vitamin C in allen frischen Obst- und Gemüsesorten.
Kalzium und Phosphor: In naturbelassenen Lebensmitteln sind diese Mineralien stets in dem Verhältnis enthalten, in dem der Zahnstoffwechsel sie für Aufbau und Verjüngung benutzen kann. Besonders reich sind Milch und Milchprodukte, aber auch Gemüse. Eine wahre »Kalzium-Bombe« ist die Kohlrabi, unter den Agrarprodukten der beste Freund unserer Zähne.
Fluoride: Der beste Schutz für Zähne. Für unsere Gesundheit brauchen wir freilich keine Lebensmittel, die zusätzlich mit Fluoriden (Fluorsalzen) angereichert sind. Das Spurenelement liefern uns vor allem Meeresfrüchte und Käse.

Vitamin A: Unerlässlich als so genannter Transkriptionsfaktor für die Gene bei der Ausprägung für Schutzproteine, die dann im Innern der zahnbildenden Zellen wirksam werden. Inzwischen sind etwa 400 Karotene bekannt, etwa 70 von ihnen gelten als Vorstufen für die körpereigene Umwandlung in Vitamin A. Enthalten sind sie in allen roten, grünen, gelben und orangefarbenen Obst- und Gemüsesorten, wie z. B. Aprikosen, Kürbis, Melonen, Paprika, Tomaten oder dunkelgrünem Blatt- und Salatgemüse.

Vitamin D: Auch dieses bedeutende Hormonvitamin gehört zu einer Gruppe von Transkriptionsfaktoren, denen moderne Genforscher die Bezeichnung »Super-Family« gegeben haben. Neben Vitamin A zählen auch die Schilddrüsenhormone dazu. Vitamin D ist ein Sendbote der Sonne, mit dem dieser 150 Millionen Kilometer entfernte feuerdurchglühte Himmelskörper uns Menschen und vor allem auch die Gesundheit unserer Knochen und Zähne beherrscht. Etwa acht Minuten dauert die abenteuerliche Weltallreise der Photonen (Lichtteilchen) der Sonne, bis sie in cholesterinhaltigen Zellen unserer Haut landen. Die bilden daraufhin Vitamin D, das unter anderem in den Zellkernen der Odontoblasten vitalisierend auf die Regeneration von Zahnmasse wirkt.

KAPITEL VI

Nerven und Psyche – Zuckerkonsum kann unglücklich machen

- Nervennahrung Blutzucker

- Stress ist ein Glukoseräuber

- Modekrankheit Hypoglykämie (zu niedriger Blutzucker)

- Schokolade – die heimliche Verführung

- Warum Frauen die eigentlichen Opfer sind

- Süßes kann aggressiv machen

- Was hilft? Auf das Frühstück kommt es an

- Die 10 besten Tipps für mentale Fitness

1 Seelisches Leid – verursacht durch Zucker

Seelisch und psychisch stark sind wir nur, wenn Gehirn- und Nervenzellen gut genährt sind. Was sie ganz besonders dringend brauchen, ist ihr Energiebrennstoff Glukose (Blutzucker). Andere Zellen, wie z. B. Muskelzellen, verbrennen auch Triglyzeride zu Energie. Diese Fettmoleküle haben eine starke und lang anhaltende Heizkraft – vergleichbar etwa großen Briketts. Nerven und Gehirn können aber mit einem so gemächlich dahinlodernden Energiefeuer wenig anfangen. Sie müssen schließlich in Stress-Situationen hellwach sein, bzw. gegebenenfalls blitzschnell vom Ruhezustand in hellwache Aktionsbereitschaft umschalten.

Ohne Glukose ein Nervenbündel

Deshalb ist ihr Energiefutter die Glukose, die im Nu entflammt, ähnlich trockenem Papier oder einer Flamme aus dem Gasfeuerzeug. Wir Menschen verfügen jedoch nur über beschränkte Reserven an Glukose. Die sind unter Stress schnell verbraucht, verpufft. Dann sind Gehirn- und Nervenzellen nicht mehr in dem Maße leistungsfähig, wie sie es sein sollten; man kann schnell zum »Nervenbündel« werden. Oder »flatternde« Nerven haben.

Der Dauerverzehr von Zucker und Süßem raubt Nerven die Nahrung. Das mentale Schicksal vieler Menschen geht auf die Verführung durch das weiße Gift zurück. Dies gilt insbesondere für nervenbedingtes Versagen in der Partnerschaft oder der Ehe, wenn es zu Konflikten, zur Scheidung kommt. Oder auch am Arbeitsplatz, bzw. überhaupt bei der Gestaltung des persönlichen oder familiären Lebensglücks.

Warum Blutzucker für Nerven so wichtig ist

Im Prinzip funktioniert die Energieversorgung von Gehirn und Nerven ähnlich wie beim Auto. Aus dem Tank wird der Treibstoff fein dosiert in Verbrennungskammern geleitet. Solange im Benzinschlauch noch Benzin fließt, können ihn die Zündkerzen entflammen. Fehlt Benzin, fängt der Motor an zu ruckeln, und das Auto bleibt schließlich ganz stehen.

Nervenzellen sind (wie alle anderen Zellen auch) winzige Mikrokosmen, in denen eine unvorstellbare Betriebsamkeit herrscht. Dieses Zellleben muss durch Energie gespeist werden. Der Brennstoff dafür ist der Blutzucker. Er wird in so genannten Mitochondrien, den Energiebrennkammern verheizt. Die siedeln sich unter Stressbedingungen in einem unvorstellbaren Ausmaß an den so genannten Synapsen, den Schaltzellen zwischen den Nervenzellen an.

Je mehr wir unter Stress stehen, desto mehr Mitochondrien entwickelt eine Nervenzelle – und desto mehr Glukose bzw. Blutzucker beansprucht sie. Ist ja auch ganz klar: Für einen Ofen im Haus braucht man weniger Holz oder Kohle als für hundert oder gar tausend Öfen.

Stress ist ein Glukoseräuber

Wenn nun die Glukose-Moleküle in unseren Blutgefäßen immer spärlicher fließen, bauen Nervenzellen Mitochondrien ab, und wir sind mental nicht mehr so leistungsfähig, können uns auch nicht mehr recht freuen, begeistern, verlieben. Je niedriger die Blutzucker-Konzentrationen sind, desto schlechter fühlen wir uns und desto weniger lebensfähig sind wir.

Die Natur weiß dies natürlich ganz genau. Und weil für uns Menschen – ebenso wie für alle Tiere – die Stressfähigkeit fürs Überleben der Gattung so eminent wichtig ist, hat die Natur gerade die Blutzuckerregulierung sehr fein ersonnen und genetisch in uns einprogrammiert: Sowohl zu viel als zu wenig Glukose im Blut ist ungesund. Ideal sind Mittelwerte, etwa zwischen 85 und 105 Milligramm Blutzucker pro Deziliter Blut. Bei gesunder Kost mit viel Obst, Gemüse, Rohkost und Vollkornprodukten ist dieser so genannte Referenzbereich gewissermaßen garantiert. Aber auch nur, wenn wir uns nicht zu viel Stress auferlegen. Denn Stress ist ja – ganz nach dem Wunsch der Natur – ein Glukoseräuber.

Ungesunde Ernährung (viel Süßes, helle Mehlprodukte) führt nach monate- oder jahrelanger Fehlernährung zu einem steten Absinken des Blutzuckerspiegels. Nerven- und Gehirnzellen sind dann nicht mehr ausreichend mit ihrem lebensnotwendigen Energietreibstoff versorgt. Diesen Zustand bezeichnen Wissenschaftler als Hypoglykämie (von: hypo = wenig, Glykämie = Blutglukose).

Machen Candy-Riegel dumm?

Mindestens zwei Drittel, wenn nicht gar drei Viertel unserer Bevölkerung leiden ständig oder temporär darunter – und zwar alarmierender Weise auch schon Kleinkinder und Heranwachsende quer durch alle Schulklassen. Hauptübeltäter sind die unvorstellbaren Massen an Zucker und Zuckerersatzstoffen in unseren Lebensmitteln.

Das verheerende Abschneiden unserer Jungen und Mädchen in der europaweiten PISA-Schulstudie führen Zellforscher zu einem erheblichen Teil auf den hohen Zuckerkonsum zurück, insbesondere in Limonaden, Cola und Candy-Riegeln. Ist ja auch verständlich: Mit schlecht genährten Gehirn- und Nervenzellen lassen sich keine Bestnoten erzielen.

2 Modekrankheit Hypoglykämie

An den beiden Teelöffeln Zucker im Kaffee können die Darmsäfte nicht mehr viel zersetzen, das weiße Kristall ist bereits befreit von allen Keim- und Biostoffen. Weil es aber Glukose in konzentrierter Form enthält, wird es nicht über den Stuhl ausgeschieden – wie dies z. B. mit unverwertbaren Ballaststoffen der Fall wäre. Die Zuckerbestandteile schlüpfen also geschwind durch unzählige Kanälchen der Darmschleimhaut ins Blut.

Doch ehe sie sich im Labyrinth der Adern ausbreiten, steigen bereits die Insulin-Konzentrationen in den Arterien, stimuliert durch hormonelle Signale und durch das so genannte parasympathische vegetative Nervensystem, das die Ernährung der Zellen kontrolliert und beherrscht. Auch die Blutzuckerwerte steigen steil an, Glukose wird im Eiltempo in Zellen eingeschleust, ein Überschuss zu Fett umgebaut. Der Blutzuckerspiegel sinkt rasch ab.

Der heimliche Griff zur Schokolade

Wer gerne viel Süßes isst und trinkt, stimuliert ständig dieses Auf und Ab im Blutzuckerspiegel. Dabei schießen die Werte in ungesunde Gipfelregionen von vielleicht 200 Milligramm pro Deziliter Blut oder mehr. Eine halbe Stunde später stürzt der Wert ab. Er bleibt aber nicht mehr bei vernünftigen 80 oder 85 hängen, sondern sackt durch: auf 70 vielleicht, 62, 54 oder noch tiefer.

Diesen Zustand nennen Wissenschaftler Hypoglykämie – einen fast ständig zu niedrigen Blutzucker. Bei Werten unter 70 wird man unruhig, nervös, reizbar. Unter 60 konzentrationsschwach, vergesslich, neigt zu depressiven Verstimmungen. Unter 50 beginnt das Verhängnis: Angstzustände, extreme Leistungsschwäche, Pessimismus, panische Flucht vor Menschen, Unfähigkeit, selbst geringe Anforderungen des täglichen Lebens zu meistern, wie z. B. den Einkauf, das Abspülen in der Küche, das Schreiben einer Grußkarte. Währenddessen peinigen die Nervenzellen, sie quälen ihren Besitzer mit der Forderung, dem Flehen nach Süßem. Der Griff zur Schublade, das Abbrechen eines Stückchens Schokolade, der hastige Verzehr bringt kurzfristig Erleichterung. Ehe ein neues Auf und Ab erfolgt, eine weitere Tortur ...

Frauen sind häufiger betroffen

In einer massiven Stressphase verheizen unsere Nerven locker den gesamten Glukose-Vorrat im Blut. Da braucht es nur mal eine Stunde lang im Büro drunter und drüber zu gehen. Oder eine wütende Auseinandersetzung zwischen Partnern zu geben. Der Schreck eines Autounfalls kann innerhalb einer Sekunde den gesamten Blutzuckervorrat verbrennen.

Ohne Glukose-Moleküle im Blut ist aber kein Mensch, kein Tier lebensfähig. Deshalb hat die Natur für Reservedepots gesorgt, das so genannte Glykogen. Es wird vorwiegend in der Leber, aber auch in den Muskeln und im Blut gespeichert. Männer verfügen über durchschnittlich 400 Gramm Glykogen, Frauen um etwa ein Viertel weniger. Dementsprechend sind ihre Glukose-Reserven unter Stress schneller verbraucht.

Fehlt Glukose im Blut, stößt unsere Bauchspeicheldrüse ihr Hormon Glukagon aus, das Gegenhormon von Insulin. Glukagon ist ein Stresshormon, das Glykogen-Reserven freisetzt, sodass es zu einem frischen, lebenserhaltenden Zustrom von Blutzucker kommt.

Auch dies Bestätigung dafür, mit welcher Umsicht die Natur unsere Lebensfähigkeit regelt.

Glukosemangel macht reizbar

Glukagon braucht einen Stressanreiz – wie z. B. spontane körperliche oder mentale Belastung. Fehlt dieser Anreiz, dann organisiert ihn sich der Körper bei Glukose-Mangel selbst, nämlich durch hormonell stimulierte Aggressivität. Typisch dafür ist erhöhte Reizbarkeit. Dabei öffnen sich Glykogen-Schleusen, das Blut wird besser mit Glukose versorgt, Nervenzellen erhalten ihr Energiefutter – und die betroffene Person fühlt sich besser.

Nervöse Gereiztheit, innere Unruhe, launisches Verhalten, Erregung oder auch Ärger oder Wut sind oft nichts anderes als eine ganz natürliche Begleiterscheinung von Hypoglykämie, ist in der Natur seit vielen Millionen Jahren Mittel zur Selbstbehauptung.

Den Tieren abgeguckt

Die Natur lässt ihre Geschöpfe und Lebewesen nie im Stich. Wer körperlich schwächer ist als seine Artgenossen, wie z. B. meist weibliche Tiere, erhält zusätzliche Waffen, um sich im Rudel, in der Sippe zu behaupten.

Schwächere männliche Rudeltiere oder Weibchen haben geringere Glukose-Reserven, verbrauchen ihren Blutzucker rascher und sind deshalb schneller gereizt, aggressiv und damit unter körperlich kräftigeren Tieren konkurrenzfähig.

Bei der so genannten Glykogenolyse, dem Freisetzen von Depot-Glukose, kann ein einziges Glukagon-Molekül innerhalb einer Zehntelsekunde 100 Millionen Blutzuckermoleküle freisetzen. Dies geschieht mit Hilfe von Billiarden blitzschnell synthetisierter Dienermoleküle, denen Wissenschaftler die Bezeichnung cAMP zugeordnet haben (cyklisches Adenosinmonophosphat).

Bei plötzlicher Gefahr, bei einer kreativen Idee oder auch bei einem heißen Flirt schießt frische Vital-Glukose ins Blut und befeuert die Nervenzellen. Dieser Mechanismus funktioniert aber nur, wenn dem Stoffwechsel aus dem Nahrungsbrei heraus stetig neue Glukose zugeführt wird. Und dies geht nur, wenn der Nahrungsbrei komplexe Kohlenhydrate enthält, in Vollkornprodukten, Wildreis, Kartoffeln, Obst, Salat, Rohkost oder Gemüse.

Weibliche Rudeltiere sind intelligenter

Biologen beobachten häufig, dass weibliche oder schwächere männliche Rudeltiere einen größeren Beitrag bei der Beutejagd leisten. Sie scheinen oft kreativer, »intelligenter« vorzugehen als ausgesprochene Muskel- und Krafttiere. Die modernen Gen- und Zellforscher begründen dies mit dem Vorteil geringerer Blutzuckerreserven. Stresshormone zünden bei ihnen rascher, wirken befeuernd und in Stress-Situationen euphorisierend.

Dies ist bei uns Menschen nicht anders. Basis für Kreativität und Konkurrenzfähigkeit in der Gesellschaft, der Familie oder im Beruf ist oft ein niedriges Depot an Blutzucker. Frauen oder körperlich schwächeren männlichen Zeitgenossen hat die Natur damit einen Bonus zugeteilt, der ihnen hilft, sich in allen Lebenslagen zu behaupten.

3 Zuckeropfer auf der Couch des Psychiaters

Zucker aber, das süße, verführerische Gift, ruiniert eines der feinsten Instrumente der Natur, die Blutzuckerregulierung. Das weiße Kristall macht nervenkrank, stress- oder gar lebensunfähig. Viele Opfer landen auf der Couch ihres Psychiaters, der aber – so sehen es moderne Psychoforscher – die Stoffwechselzusammenhänge in Gehirn und Nerven seiner Patienten möglicherweise gar nicht begreift. Verordnet werden Antidepressiva, Neuroleptika, Tranquilizer (wie z. B. Benzodiazepine), Kur- und Therapiemaßnahmen.

Pro Jahr werden in Deutschland rund 12 Milliarden Euro für Behandlung und Medikamente blutzuckerbedingter Nervenschäden ausgegeben. Ganz abgesehen vom Kostenaufwand für Komplikationen oder Arbeitsausfall. Es wäre vernünftiger, wenn in mancher Nervenpraxis lediglich der Rat vermittelt würde:»Lassen Sie doch einfach mal zwei Wochen lang den Zucker, alles Süße und süße Getränke weg. Womöglich brauchen Sie mich dann gar nicht mehr erneut zu konsultieren.«

Die Jugendlichen von San Luis Obispo

Der US-Zellforscher Professor Bolton machte sich einmal mit seinem Team auf den Weg zu den Qolla-Indianern am Titicacasee im peruanisch-bolivianischen Kordilleren-Hochland. Dieser Volksstamm galt als besonders aggressiv – immer wieder kam es zu Raubüberfällen, Vergewaltigungen, Gewalttaten. Professor Bolton wollte die Ursache herausfinden. Er stellte zu seiner Überraschung fest, dass die Qollas extrem niedrige Blutzuckerwerte hatten. Die Indios rechtfertigten sich so:»Wenn wir aggressiv sind, eine Gewalttat begehen, fühlen wir uns einfach besser.«

Boltons Erkenntnisse und andere wissenschaftliche Studien über Hypoglykämie – zu niedrige Blutzuckerwerte – führten schließlich zu neuen Einsichten in der Behandlung jugendlicher Straftäter. An der Jugendstrafanstalt von San Luis Obispo County in Kalifornien, einer der größten in den USA, stellten Experten auffallend niedrige Blutzuckerwerte bei den jugendlichen Sündern fest. Die straffälligen Teenies vertilgten jeweils außerdem bis zu 200 Kilogramm Zucker pro Jahr. Die Verantwortlichen einigten sich mit Eltern auf einen Deal: Sie ließen junge Haftinsassen vorzeitig frei, unter dem Versprechen, dass diese zwei Jahre lang nichts Süßes zu essen oder zu trinken bekommen sollten. Der Erfolg der Aktion war überwältigend: Die kriminelle Rückfallrate der betroffenen Mädchen und Jungen sank um 70 Prozent.

Süßes macht aggressiv

Dr. Alexander Schauss vom weltberühmten Institut für biosoziale Forschung in Tacoma (US-Staat Washington) strich als erster den Zucker im jugendlichen Strafvollzug. Er hatte festgestellt, dass der Durchschnittsverzehr pro Tag an sichtbarem und versteckten Zucker bestürzende 46 Teelöffel betrug!
Der US-Neurologe Dr. Vernon Hammersmith sagt:»Mit Süßem und süßen Getränken füttern Eltern regelrecht Aggressivität und Nervenschwäche in ihre Kinder hinein.« Wenn ein 14-jähriges Mädchen – seiner Essgewohnheit entsprechend – eine Pizza isst und dazu einen halben Liter süße Limo trinkt, fällt sein Blutzuckerspiegel 80 Minuten später mit berechenbarer Sicherheit um zehn Milligramm pro Deziliter Blut unter den physiologisch gesunden Referenzbereich. Es kann dann gar nicht anders sein, als dass dieses Mädchen mit innerer Unruhe und Reizbarkeit auf ihre Umgebung reagiert, nervös und möglicherweise aggressiv. Außerdem ist es in der Schule nicht mehr optimal lernfähig.

Auf das Frühstück kommt es an

Für Hypoglykämie-geschädigte Zeitgenossen ist die erste Mahlzeit des Tages die wichtigste. Ein Frühstück aus Eiweißreichem und Vollkornprodukten sorgt bis in den Nachmittag hinein für einen gesunden Zustrom an Blutglukose.

Die von vielen bevorzugte klassische Erstmahlzeit des Tages sieht hingegen so aus: Kaffee mit Zucker und Sahne, zwei Brötchen, Butter, Konfitüre oder – weil's ja nicht unbedingt süß sein muss – ein paar Scheibchen Salami oder Schinken auf die Brötchen.

Schmecken tut's schon, weil ja Süßes und vielleicht sogar Salzreiches dabei ist. Aber: Wer mit diesem Nahrungsbrei im Darm mitten im Vormittagsstress steckt, klagt womöglich bald über unerklärliche Mattigkeit oder Unkonzentriertheit. Ist ja auch logisch: Während der Blutzuckerspiegel auf der Fahrt ins Büro auf vitalisierende 160 geklettert ist, hängt er kurz nach elf schon tief im Keller: vielleicht bei nur 65. Die Folge: Nerven- und Gehirnzellen sind unterversorgt.

Deshalb ist gerade das Frühstück als Glukosespender für den Vormittag besonders wichtig. Ideal: die Kombination von Proteinen und dem vollen Korn der Natur.

Warum Eiweiß zum Frühstück so wichtig ist

Das Frühstück ist meist der letzte ruhige Zeitabschnitt, ehe es in den turbulenten Tagesstress geht. Spätestens von da an fressen die strapazierten Nervenzellen heißhungrig die Glukose-Reserven aus dem Blut.

Der Blutzuckernachschub aus den komplexen Kohlenhydraten reicht da womöglich nicht aus. Das weiß die Natur schon lange, deshalb hat sie es so eingerichtet, dass unser Stoffwechsel auch aus Eiweiß Blutzucker machen kann. Wissenschaftler nennen diesen Vorgang Gluko-neogenese.

Eiweiß und Getreide helfen also gemeinsam tüchtig mit, die Blut-zuckerwerte oben zu halten. Eine einzige Scheibe kalter Braten, ein einziges proteinreiches Tofu-Würstchen kann dafür sorgen, dass es am Vormittag nicht mehr zu dem befürchteten »Durchhänger« kommt, der Schlapp-Phase, die für viele Zucker-Fans typisch ist.

Mein Blutzucker stimmt! Die zehn besten Tipps

1. Alles Süße, alle künstlich gesüßten Getränke weglassen.
2. Morgens eiweißreich frühstücken mit Vollkornprodukten.
3. Auf helle Mehlprodukte (Baguette, Pasta) weitgehend verzichten.
4. Mittags Gemüse auf den Tisch, z. B. mit Wildreis, Kartoffeln.
5. Tagsüber viel selbst gepresste Obst- und Gemüsesäfte trinken.
6. Stress abbauen: Er ist ein schlimmer Glukose-Räuber.
7. Ideal am Abend: Rohkost, z. B. mit Krabben, Thunfisch, Käse.
8. Die besten Zwischen-Snacks: Nüsse, Banane, Avocado, Trockenobst.
9. Nicht den ganzen Tag über naschen, kleine »Hungerpausen« einlegen.
10. Alkohol reduzieren oder ganz weglassen.

KAPITEL VII

Zuckersucht:
Gefahr für unsere Kinder

- Babys mögen's süß

- Die Gier nach süßen Getränken

- Erschreckend: Kinder mit Altersdiabetes

- Süßigkeiten im Angebot: verlockend und unwiderstehlich

- Alarmierende Statistiken

- Wenn Kinder in der Schule versagen

- Dicke Kinder werden zu Außenseitern

- Die Lebenserwartung wird wieder sinken

- Selbsttest: Noten für Eltern

1 Kinder sind besonders gefährdet

Die Welt mit Kinderaugen zu betrachten ist – wir haben es vielleicht schon vergessen – faszinierend. Mit der rapide voranschreitenden Verästelung der Neuriten und Dendriten, den Nervenfortsätzen im wachsenden Gehirn, öffnet sich den Sinnen das reinste Abenteuer. Das Ertasten der Mutterbrust, der Duft der warmen Haut, der süßliche Milchgeschmack, der feine Klang der mütterlichen Stimme sind aufregende Erfahrungen. Nicht zuletzt natürlich der Blick in die unendlichen Weiten des Kinderzimmers mit seiner bunten, rätselhaften und ganz und gar geheimnisvollen Ausstattung.

In der reichen Sinnenwelt der Gehirnzellen entsteht für Babys oder Kleinkinder das Vertrauen in die Umgebung, in die gemachten Erfahrungen. Dazu zählt auch das Vertrauen in die lebensspendende Süße des Kolostrums, der Muttermilch der ersten Tage.

Babys mögen's süß

Erst die gesunde Süße der Muttermilch mit ihrem hohen Anteil an Laktose (Milchzucker). Dann die Folgemilch oder die erste breiige Babynahrung von Firmen wie Hipp, Alete, Humasan, Milupa, Nestlé oder anderen.

Packungen und Gläschen sind hübsch verpackt, die Bezeichnungen rühren das Herz der fürsorglichen Mami: Babys erster Milchbrei, Gute-Nacht-Brei, Stracciatella-Brei, Schoko-Brei, Früchte-Bananen-Milchbrei, Südfrüchte-Brei, Butterkeks-Biskuit, Kindergrieß mit Früchten. Das Einkaufen wird leicht gemacht: ab dem 4. Monat, ab dem 6. Monat, ab dem 8. Monat. Bis die ersten Zähnchen kommen und die Ernährung des Kleinkinds nach und nach auf Selbstgekochtes umgestellt wird. Doch in nahezu allen Fertigprodukten sind Zucker oder Zuckerersatzstoffe enthalten. Die süße Verführung beginnt.

Irreführende Etiketten

Manchmal steht auf dem Etikett: »Mit Kristallzucker«. Dann aber wieder: »HIPP Folgemilch ohne Kristallzucker«, »Bebita Folgemilch ohne Kristallzucker« oder »HIPP Bio-Grießbrei ohne Kristallzucker«. Aha, also ohne Zucker, scheint gesünder zu sein. Nur wenige Kunden drehen die Packung im Neonlicht des Supermarkts um, um die Angaben der Zutaten abzulesen. Sie sind oft so winzig geschrieben, dass sie ohne Lupe kaum zu entziffern sind. Der feine »HIPP Milchbrei Bananen-Pfirsich« landet im Einkaufswagen. Daheim füttert Mami ihr Baby damit, im beglückenden Gefühl, ihm das gesündere Produkt zu verabreichen. Steht ja schließlich drauf: ohne Kristallzucker. Aber das Kleingedruckte auf den Etiketten verrät die Täuschung: enthält Traubenzucker, Fruktose, Maltodextrin, Glukosesirup oder Süßmolkenpulver, das zu 70 Prozent aus Milchzucker besteht. Künstlich gesüßte Babynahrung ...

Experten empfehlen

Das Dortmunder Forschungsinstitut für Kinderernährung bietet auf seiner Website www.fke-do.de Orientierungshilfen. Etwa nach dem 10. Monat gehen die Breimahlzeiten der Säuglingsernährung langsam in die Familienkost über. Bei der Selbstzubereitung sollte darauf geachtet werden, dass Säuglinge und Kleinkinder einen sehr fein ausgeprägten Geschmackssinn haben. Auf geschmacksgebende Zutaten wie Gewürze, Nüsse, Schokolade, Kakao, Aromen besser verzichten.

Und: Zuckerzusätze sind überflüssig. Sie fördern die Entstehung von Karies und die frühzeitige Gewöhnung an den süßen Geschmack. Dr. Mathilde Kersting vom Dortmunder Institut:»Wer mehr über gesunde Baby- oder Kindernahrung wissen möchte, kann sich auf unserer Internet-Seite informieren.«

Sucht nach süßen Getränken

Der süße Anreiz industrieller Babynahrung setzt sich im Verlangen nach süßen Getränken fort. Zum Mittag- oder Abendessen – aber auch zwischendurch – konsumieren deutsche Kinder viel zu viel Cola oder Limo. Eine einzige Dose oder Flasche Limonade enthält bereits das aus gesundheitlicher Sicht erlaubte Zuckerlimit eines Tages. Mehr als zwei Dosen oder Flaschen sind ungesund – vor allem für drei- bis zwölfjährige Mädchen und Jungen, bei denen sich die aufgenommene Zuckermenge in einem noch geringeren Blutvolumen in höheren Konzentrationen auflöst als bei Erwachsenen.

Meist ist da das verhängnisvolle Auf und Ab der Blutzuckerregulation schon programmiert. Die Blutwerte sacken zu weit ab – sofort meldet sich über hormonelle Signale die Sucht nach süßen Getränken. Viele Schulkinder konsumieren täglich ein, zwei Liter oder mehr an zuckerhaltigen Getränken. Weil daheim immer mehr Süßes getrunken wird, kaufen die Eltern Limo und Cola zusehends häufiger in Großflaschen ein – ist ja schließlich auch kostengünstiger. Da schließt sich endlich der Teufelskreis: Riesenflaschen mit der zuckersüßen dunkelbraunen oder gelblichen Verführung führen zu einem noch höheren Konsum. Schon werden Limo, Cola-Mix und andere Getränke kastenweise heimgeschleppt.

Hinzu kommt der zunehmende Verzehr von Zucker oder Zuckerstoffen aus festen süßen Lebensmitteln wie Candy-Riegeln, Cookies, Gummibärchen, Schoko-Dragees oder Eiscreme. Das gute alte Pausenbrot ist längst passé. Kinder werden schon von Mitschülern verspottet, wenn sie ein Käsebrötchen auspacken. Oder ein liebevoll von der Mutter angerichtetes und in einen Kunststoffbecher gefülltes Obstmüsli.

Kinder mit Altersdiabetes

Die Folge ist eine verhängnisvolle Neigung zu Übergewicht. Die Arbeitsgemeinschaft für Adipositas im Kindesalter stellt in Zusammenarbeit mit der Leipziger Unikinderklinik fest, dass das Ausmaß der Fettleibigkeit bei Mädchen und Jungen stark ansteigt. Im Jahr 2001 wogen übergewichtige zwölfjährige Mädchen durchschnittlich 72,5 Kilo. Drei Jahre vorher lag der Durchschnitt bei drei Kilo leichter. Immer mehr Kinder leiden unter Störungen des Fettstoffwechsels bis hin zur Zuckerkrankheit. Dr. Olga Kordonouri vom Berliner Charité-Krankenhaus stellt fest:»33 Prozent aller übergewichtigen bzw. fettsüchtigen Kinder haben die Vorstufe zu Diabetes Typ 2, bei jedem zwanzigsten dieser Kinder ist die Krankheit bereits ausgebrochen.« Eigentlich unvorstellbar: Kinder im Alter von acht, zehn oder zwölf Jahren haben Altersdiabetes!

Mädchen und Jungen – katastrophal ernährt

Der Ernährungsmediziner Dr. Manfred Müller von der Universität Kiel beklagt, dass in vielen Familien kaum noch gemeinsame Mahlzeiten stattfinden, vor allem in sozial belasteten Familien. 30 Prozent der Kinder frühstücken nicht – so das Ergebnis seiner jährlichen Studien an bis zu 1000 Schulanfängern. Oft fehlt ganz einfach die Zeit zum Kochen, Kinder konsumieren deshalb immer mehr süße Snacks und Getränke.

Wenn am Haushaltsgeld geknausert werden muss, werden häufig billige Fertigprodukte aus Regalen oder Kühltruhen genommen, dafür immer weniger nährstoffreiches Obst und Gemüse. Für die Ernährungswissenschaftlerin Dr. Ines Heindl von der Uni Flensburg hat dies zur Folge, dass die Konzentration der Jungen und Mädchen und damit die schulischen Leistungen immer mehr nachlassen. »Man sollte mal das schlechte Abschneiden deutscher Schülerinnen und Schüler mit ihrer Ernährung in Verbindung bringen«, meint Dr. Heindl.

2 An Schulen verboten

In den USA nimmt der Konsum von Süßem in einem noch drastischeren Ausmaß zu. An Grundschulen im Bezirk Los Angeles in Kalifornien sind Automaten mit den süßen und oft auch noch koffeinhaltigen Softdrinks bereits verboten. Der Schulvorstand von Los Angeles in diesem zweitgrößten Schulbezirk der USA hat jetzt beschlossen, ab dem Jahr 2004 überhaupt keine Automaten mit kohlensäurehaltigen Colas und Limos mehr zuzulassen. Die rund 700 000 Kinder dieses Bezirks können und dürfen dann ihren Durst mit gesunden Fruchtsaftgetränken, Milch oder Wasser löschen. Schon einmal war Kalifornien Vorreiter in Sachen Gesundheit. Als das Rauchen in Restaurants verboten wurde. Auch bei uns haben Schulvorstände die Zeichen der Zeit erkannt und süße Getränke aus ihren Schulen verbannt.

Süßes Lob

Bonbons, Schokolade und andere Süßigkeiten sind häufig die Währung, mit denen Kindern ihr Quantum an Belobigungen zugeteilt wird. Dafür, dass sie brav ihre Hausaufgaben gemacht haben, gibt's eine halbe Tafel Milchschokolade mit Nüssen. Das Geburtstagsständchen für Omi wird beklatscht – und die Kleine mit einem Riesenmarienkäfer aus Schokolade entlohnt. »Wenn du artig bist, bringe ich dir Karamellbonbons mit«, heißt es. Oder aber auch: »Erst die Händchen waschen, dann gibt es als Lohn die bunten Minze-Schoko-Dragees aus der großen Einkaufstüte. Vorher nicht.«
Kleinkinder, Kinder und Heranwachsende verknüpfen die Vorstellung alles Guten und Erfolgreichen mit Süßigkeiten. Aber sie werden auch

120

enttäuscht, wenn es anstelle von Liebe und Zuwendung nur Süßes gibt. Das erste, mit Filzstiften selbst gekritzelte Bild – aber niemand bewundert es mit der feurigen Neugierde und Leidenschaft, mit der es aufs Papier gezaubert wurde. »Ja, schön«, heißt es vielleicht nur. »Hier, nimm.« Enttäuscht wendet sich der Kleine ab, mit zwei Gummibärchen in der Hand ... Loben mit Süßem funktioniert einfach und schnell. Aber es kann der Keim sein, an dem Süßes als Liebesersatz Kinderseelen verstört und verletzt.

»Wir haben euch was mitgebracht«

Wir kriegen Besuch! Die Großeltern kommen, oder die Tante mit Onkel, oder Freunde. Die Kinder reichen brav die Händchen zur Begrüßung – schon heftet sich ihr Blick auf die Taschen oder Tüten der Ankömmlinge. Was wohl diesmal drin sein wird?

Kaum irgendwo repräsentiert sich die Einfallslosigkeit vieler Menschen mehr als mit den Geschenken, die sie Kindern mitbringen. Oder ist es einfach nur so, dass uns stressgetriebenen Menschen nicht mehr Zeit bleibt? Auf jeden Fall profitiert die Süßwarenindustrie davon. Nichts ist leichter, als quasi im Vorbeigehen noch rasch Schokomarmeladewürfel, Marzipanstäbchen, Cremebonbons oder eine Packung fröhlicher Minitierchen aus süßer Kaumasse mitzunehmen. Wenn es auf die Adventszeit zugeht, halt einen oder zwei glitzerverpackte Nikoläuse aus Schokolade. Oder zu Ostern den obligatorischen Schokohasen im Gold- oder Silberkleid. Da jubeln die Kinderherzen ...

Auf dieses System hat sich die Zucker verarbeitende Industrie mit Erfolg eingestellt. Zielgruppe sind gleich leicht verführte Bevölkerungsgruppen: erwachsene Supermarktkunden und Kinder.

Im Innern der Kinder sieht es anders aus

Aber der Stoffwechsel der Kinder jubelt nicht mit. Nicht nur, dass der viele Zucker den Blutzuckerspiegel der Kleinen beunruhigt. Zucker oder Zuckeraustauschstoffe stören den sensiblen Frieden der Darmschleimhäute, füttern und päppeln hier Pilze der Gattung Candida albicans auf, die sich möglicherweise zu Kolonien ausbreiten, Darmstörungen, Blähungen, Verstopfung hervorrufen. Oder auch Durchfälle, weil der Organismus Wasser in den Darm einschießt, um das gesundheitsschädigende Gemenge aus süßen Substanzen und krankheitserregenden Mikroorganismen möglichst rasch loszuwerden. Der Süßigkeitenzucker, aller seiner Nährstoffe beraubt, plündert jetzt selbst in den Kindern Reserven an Vitaminen oder Spurenelementen aus, um verarbeitet, neutralisiert, in seinen Fragmenten ausgeschieden zu werden. Völlig unnötig muss die Bauchspeicheldrüse der Kleinen im Alarmtempo Billionen, Billiarden Insulin-Moleküle rekrutieren und ans Blut abgeben, um die hohen Blutzucker-Konzentrationen abzubauen. Gleichzeitig erschöpfen sich Leberzellen in der Synthese von Zucker zu Triglyzeriden, die als Fettmoleküle in das Fettgewebe der Kinder eingebaut werden. Die insgesamt aufgewendeten Stoffwechselprozesse rauben den Kleinen Zellenergie, die nachts dringend für die Mitosen, die Zellteilung, das Wachstum benötigt werden.
Es ist eine trügerische Freude, die man Kindern bereitet, wenn man ihnen Süßigkeiten mitbringt. Der Schaden, den man damit anrichtet, ist unvergleichlich größer.

Dicke Kinder werden zu Außenseitern

Interessant: In Bayern und Baden-Württemberg wird – statistisch gesehen – mehr Süßes konsumiert als in anderen Bundesländern. In Bayern ist bereits unter den Grundschülern jeder Fünfte zu dick, mehr als drei Prozent der Jungen und Mädchen leiden an Fettsucht – verursacht vor allem durch den viel zu hohen Zuckerverzehr. Mit Sorge beobachten Mediziner die Folgen von Übergewicht: Krankheiten, von denen sonst nur ältere Menschen betroffen sind, wie Altersdiabetes, Bluthochdruck, Herzbeschwerden.

Gerhard Sinner, bayerischer Gesundheitsminister: »Kinder orientieren sich bei der Ernährung am Vorbild ihrer Eltern. Die tragen große Verantwortung für das Essverhalten ihrer Kinder.« Er fügt hinzu: »Viele unserer Kinder sind schon so unbeweglich, dass sie nicht mehr auf einem Bein stehen oder auf Bäume klettern können.«

Schlimmer noch die psychischen Folgen von Übergewicht. »Fettleibige Kinder leiden unter Hänseleien, einem Abgleiten in die Außenseiterrolle«, erklärt Dr. Berthold Koletzko vom Hauner'schen Kinderspital in München.

Alarmierende Statistik

- Im November 2003 fanden Wissenschaftler aus Orlando im US-Staat Florida heraus, dass bereits eines von acht Schulkindern zur Risikogruppe für das metabolische Syndrom gehört. Diese bedrohliche und typische Erwachsenenkrankheit setzt sich aus verschiedenen Syndromen zusammen: hoher Blutdruck, erhöhte Blutfettwerte, zu hohe Cholesterinwerte, Glukose-Unverträglichkeit, erhöhte Insulinwerte und zu hohes Körpergewicht.
- Professor Joanne S. Harrell, Direktorin am Forschungszentrum für chronische Erkrankungen (Universität von North Carolina), interpretiert das Ergebnis ihrer Studie: »Wenn nicht bald etwas getan wird, wird der überwiegende Teil unserer Kinder irgendwann an Diabetes und Herzproblemen erkranken.«
- Insgesamt wurden 1020 Mädchen und 1014 Jungen im Alter zwischen 8 und 17 Jahren untersucht. Sie stammten alle aus ländlichen Gebieten.
- Fast 60 Prozent dieser Kinder hatten mindesten einen der oben genannten Risikofaktoren für das gefürchtete metabolische Syndrom, 28,3 Pro-

zent hatten zwei oder mehr Risikofaktoren, 14,1 Prozent bereits drei oder mehr.

● Am stärksten betroffen waren Teenager zwischen 14 und 17 Jahren, die höchste Häufung an Risikofaktoren gab es bei Kindern zu Beginn ihrer Pubertät, zwischen 10 und 13 Jahren. Mit 17,2 Prozent waren Mädchen mehr gefährdet als Jungen, von denen »nur« 11 Prozent drei oder mehr Prozent an Risikofaktoren aufwiesen.

● Häufigste Risikofaktoren waren erhöhte Cholesterinwerte, bzw. zu niedrige Blutkonzentrationen an dem häufig als »gutes« Cholesterin bezeichneten HDL (High Density Lipoprotein = Fetteiweißstoff mit hoher Dichte, also mit weniger Fett). In der Statistik folgten zu hohe Triglyzeridwerte (Blutfett), mehr als eines von vier untersuchten Kindern hatte Übergewicht.

Ähnliche Verhältnisse auch bei uns

Professor Harrells Studie darf als repräsentativ auch für unsere Kinder gelten, die sich in etwa den gleichen Ernährungsgewohnheiten anpassen, wie sie in den USA üblich sind, also neben fetthaltigen Lebensmitteln mit viel Süßem und süßen Getränken.

Unsere Kids werden mehr und mehr an das gleiche Essverhalten gewöhnt wie ihre gleichaltrigen Zeitgenossen in Amerika. Die verführerischen süßen Krispy Kreme Doughnuts, Leibspeise der US-Teenager und potenter Dickmacher, erschienen Ende Oktober 2003 erstmals im Angebot des großen Londoner Kaufhauses Harrod's. Bald wird es sie auch bei uns geben. Inzwischen ist der Anteil fettleibiger Briten in den vergangenen 20 Jahren ums Dreifache angestiegen. 34 Prozent der Frauen und 27 Prozent der Männer in den USA sind fettleibig, im Vergleich zu 23,5 Prozent westeuropäischer Frauen und 21 Prozent der Männer bei uns. Der Unterschied schrumpft ...

Lebenserwartung sinkt

Dies ist wohl die ernüchterndste Erkenntnis moderner Zellforscher: Wir ernähren unsere Kinder so, dass deren Lebenserwartung sinkt – ein trauriges Erbe, das wir folgenden Generationen mit auf den Weg geben. Der US-Kardiologe und Direktor für medizinische Studien an der namhaften Yale-Universität in New Haven (Connecticut), Dr. David Katz, prognostiziert als Folge zunehmender Fettleibigkeit eine Häufung von Herzerkrankungen bereits bei Kindern am Ende ihrer Teenagerjahre. Auf dem kanadischen Kardiovaskulären Kongress im Oktober 2003 in Toronto warnte Dr. Katz vor dem Hauptproblem: Altersdiabetes (Diabetes Typ 2) bei Kindern. »Die Jungen und Mädchen, die jetzt bei uns aufwachsen, haben zum ersten Mal wieder eine kürzere Lebenserwartung als ihre Eltern, Groß- oder Urgroßeltern.« Dr. Katz erklärt dies mit ganz einfachen Worten: »Der menschliche Körper ist für Verhältnisse konstruiert, in denen es wenig zu essen gab und in denen erhebliche körperliche Anstrengungen unternommen werden mussten, um sich selbst oder die Familie zu ernähren. Heute hingegen ertrinken wir in einem Übermaß an Kalorien, während unser Lebensstil immer bequemer wird, wir uns zunehmend weniger bewegen.« An derlei Verhältnisse – so fährt der Wissenschaftler fort – kann sich unser Organismus nicht anpassen. Ebenso wenig wie sich ein Polarbär an die Hitze und sonstigen Lebensumstände in einer Wüste anpassen könnte.

Warnhinweise auf Etiketten: blau für Zucker, gelb für Fett

Dr. David Katz schließt sich den Forderungen anderer Wissenschaftler an, gesundheitsgefährdende Inhaltsstoffe auf den Etiketten von Lebensmitteln zu deklarieren: »Politiker sollten Gesetze und Verordnungen erlassen, denen zufolge Bestandteile, die zu Fettleibigkeit und Diabetes führen, gekennzeichnet werden. Dies könnte ganz einfach geschehen, beispielsweise mit Aufklebern oder Aufdrucken in den Farben Blau, Gelb oder Rot.« Der Kunde im Supermarkt erkennt dann auf einen Blick, welches Lebensmittel den Kindern und auch den Erwachsenen daheim schaden könnte. »Eltern sollten Kindern ein Vorbild sein«, fügt Dr. Katz hinzu, »selbst gesund essen, dann machen die Kinder es ihnen schon nach. Stattdessen stopfen sie ihren Nachwuchs mit fetthaltigen Nahrungsmitteln, Süßem und süßen Getränken voll.« Die Wohnung, das Haus sollte zur Zone gesunder Ernährung werden, aus der Limo, Cola, Candy-Riegel, Schokowaffeln oder auch fettreiche Lebensmittel wie Hamburger, Pizza, Pommes frites, Kartoffel-Chips usw. verbannt sind. Automaten für Süßigkeiten und gesüßte Getränke sollten in Schulen bzw. im Schulbereich ebenso verboten werden wie die Aufstellung von Zigarettenautomaten.

Pommes und Cola: eine verhängnisvolle Kombination

Aufgeschreckt durch alarmierende Erkenntnisse, lenken in den USA Hersteller von Kindernahrungsmitteln ein. Die Gerber Corporation, Produzent von Babynahrung, beteiligte sich im Jahr 2002 zusammen mit der in Ernährungsfragen weltweit tonangebenden Tufts University School of Medicine (Boston, US-Staat Massachusetts) und anderen Instituten an einer Studie, deren erste Ergebnisse im Oktober 2003 veröffentlicht wurden. Sie wurden von der Wissenschaftlerin Dr. Kathleen Reidy auf einer Konferenz in San Antonio im US-Staat Texas vorgetragen.

Beobachtet und ausgewertet wurde das Essverhalten von 3000 Jungen und Mädchen im Alter von vier bis 24 Monaten. Das Resultat: Kleinkinder werden erstaunlicher Weise nicht viel anders als ihre älteren Zeitgenossen ernährt, nämlich mit viel Limo und Cola, Süßigkeiten und anderem Junk Food und mit wenig Gemüse und Obst. Dr. Reidy: Sie bekommen zu viel fettmachende Lebensmittel wie Pommes frites und Limo und Cola anstatt Milch – daraus erklärt sich, warum immer mehr Kinder übergewichtig und fettleibig werden. Dr. Reidy:»Pommes frites sind bei Jugendlichen das bevorzugte pflanzliche Lebensmittel. 20 bis 25 Prozent dieser Kids essen zu wenig Gemüse und 25 bis 30 Prozent zu wenig Obst.« Nach Meinung von Dr. Reidy sind in den USA bereits zwischen zehn und 15 Prozent der Vorschulkinder im Alter zwischen zwei und fünf Jahren übergewichtig. Kein Wunder: Der Kalorienanteil in Pommes frites stammt bis zu 70 Prozent aus enthaltenem Fett.

»Das Problem ist«, so fährt die Wissenschaftlerin fort,»dass Eltern meist in Eile sind, unter Zeitdruck essen. Zwangsläufig füttern sie ihre Kleinen nicht anders, als sie sich selbst ernähren – nämlich mit schnell erhältlichen, vorgefertigten Lebensmitteln. Der erste Schritt zur Besserung wäre, dass Mütter und Väter damit beginnen, bewusster und gesünder zu essen, ihren Kindern ein Vorbild zu sein.«

Alcopops: die neue bedrohliche Versuchung

Schon haben sie sich wieder etwas Neues einfallen lassen und auf den Markt geworfen, was Kinder süchtig und abhängig macht. Doch diesmal geht es nicht nur um Süßes allein, sondern um die verhängnisvolle Kombination von Zucker und Alkohol. Alcopops nennt sich die neue Kids- und Teenagerdroge auf der Basis süffig-süßer Limonaden, mit dem Zusatz von Wodka, Rum oder Whisky. Ein Riesenrenner inzwischen in Supermärkten, Discos und selbst auf Kinder-Partys. Rund fünf Prozent Alkohol enthalten die mit poppig-grellen Etiketten versehenen Flaschen, also etwa so viel wie Bier, manchmal sogar mehr. Das Gefährliche daran ist jedoch der süß-aromatische Geschmack, der Heranwachsende an den Genuss von Alkohol gewöhnt. Zucker wird zum Transportmittel für eine Sucht, die sich im späteren Leben verhängnisvoll auswirken kann. Inzwischen häufen sich Fälle, in denen Zwei-, Drei- und Vierjährige die süßen Reste aus leer getrunkenen Alcopop-Flaschen ihrer größeren Geschwister ausnuckeln. Babys als angehende Alkoholiker ... Gesundheitsministerium und Verbraucherschutzministerium sind alarmiert. Mit allen Mitteln soll jetzt versucht werden, diese neue Zuckerfalle im Trinkverhalten der Kinder zu unterbinden. Ganz verbieten kann man die bunt und hübsch aufgemachten Alcopops nicht, schließlich wenden sie sich »offiziell« an Erwachsene als Käufer. Aber eine extrem hohe Besteuerung und Verteuerung könnte Jugendliche davon abhalten, Opfer dieser neuen Sucht zu werden. Vielleicht trägt die scharfe Reaktion auf das Suchtpotenzial der gesüßten Alko-Drinks dazu bei, dass Eltern wachgerüttelt werden – und den Zucker insgesamt als Feind der Gesundheit ihrer Familie brandmarken.

Selbsttest: Noten für Eltern

Testen Sie sich selbst und stellen Sie fest, welche Note Sie für die Verköstigung Ihres Kindes oder Ihrer Sprösslinge verdienen. Beantworten Sie alle Fragen ganz ehrlich und kreuzen Sie die Kästchen an.

	Ja	Nein
Bekommen Ihre Kinder oder Ihr Kind regelmäßig Softdrinks wie Cola oder Limo?	○	○
Lassen Sie es zu, dass Tanten, Onkel oder Freunde Ihren Kindern Süßigkeiten mitbringen?	○	○
Naschen Sie daheim selbst gern Süßes, wie z. B. Schokolade oder Gebäck?	○	○
Hat Ihr Kind oder haben Ihre Kinder Übergewicht?	○	○
Gibt es bei Ihnen im Haushalt süße Desserts, Puddings, Süßspeisen?	○	○

	Ja	Nein
Geben Sie Ihren Kindern hin und wieder Bonbons, Puffreisschokolade, Schokoherzen oder Pralinen als Belohnung?	○	○
Kaufen Sie Gummibärchen, Kinderschokolade, Überraschungseier, Kindermilchschnitten usw., weil im Fernsehen dafür geworben wird?	○	○
Gibt es bei Ihnen zum Frühstück Marmelade, Konfitüren, Nutella usw?	○	○
Geben Sie Kindern spätabends ein süßes »Betthupferl«?	○	○
Kaufen Sie gesüßte Erfrischungsgetränke wie Limo, Sprudel, Cola, Cola-Mix auch schon in Großflaschen oder kastenweise?	○	○

Wenn Sie nur ein oder zwei Mal mit ja geantwortet haben, haben Sie sich die Bestnote 1 verdient, nämlich vorbildhaft. Sie achten verantwortungsvoll darauf, dass Ihr Kind oder Ihre Kinder nicht zu viel Süßes konsumieren.

Bei drei bis vier Mal ja sind Sie sicherlich manchmal zu nachgiebig – Kinder können ja auch hartnäckig sein, wenn es darum geht, ihre Wünsche, ihr Verlangen nach Süßem durchzusetzen. Note 2 = gut.

Bei fünf oder sechs Ja-Kästchen müssen Sie sich den Vorwurf gefallen lassen, nicht aufmerksam und verantwortungsbewusst auf die Gesundheit Ihrer Kinder zu achten, zumindest was deren Süßigkeitenkonsum angeht. Dafür gibt es die Note 3 für ausreichend.

Wenn Sie gar sieben oder acht Mal mit ja geantwortet haben, wird es höchste Zeit, das Essverhalten Ihres Kindes oder Ihrer Sprösslinge zu ändern. Also: mehr Obst und Gemüse auf den Tisch, Fruchtsäfte statt Limo ins Glas. Sie bekommen die Note 4 = mangelhaft.

Die schlechteste Note, nämlich die 5 für ungenügend, erhalten Sie, wenn Sie neun oder alle zehn Ja-Kästchen angekreuzt haben. Jetzt unbedingt raus mit Süßigkeiten und süßen Getränken aus Kühlschrank, Schubladen und Regalen – Sie wollen schließlich nicht dafür verantwortlich sein, dass Ihre Kinder übergewichtig sind und deshalb irgendwann an Befindlichkeitsstörungen, Beschwerden oder Krankheiten leiden.

Wiederholen Sie den Test in wenigen Wochen. Setzen Sie sich zum Ziel, Ihre Note nach und nach zu verbessern, bis Sie schließlich die Bewertung 1 für vorbildliches Verhalten erreichen. Wenn Sie dies geschafft haben, haben Sie der Gesundheit Ihrer Familie und auch sich selbst einen Riesengefallen getan.

Mediziner warnen

Auf einem Symposium über Adipositas im Herbst 2003 in Berlin unter Leitung von Professor Dr. Karl E. Bergmann kam zur Sprache, was vor allem Eltern beunruhigt: das Übergewicht von Babys, Klein- und größeren Kindern und von Heranwachsenden.

Dr. Beate Klapdor vom Kinder-Jugendärztlichen Gesundheitsdienst im Rhein-Kreis Neuss berichtete, dass bereits jedes siebente Kind im Alter zwischen fünf und acht Jahren im Kreis Neuss ein erhöhtes Risiko einer Herz-Kreislauf-Erkrankung hat. Als Maßnahme gegen die bestürzende Entwicklung, aber auch mit wachsendem Erfolg wird nun in 40 Prozent der Kindertagesstätten das Bewegungsprogramm »Hüpfdötzchen – Kindergarten in Bewegung« durchgeführt. Die Kinder nehmen gerne teil, Folgeschäden durch Bewegungsmangel, wie z. B. Herz-Kreislauf-Erkrankungen, werden reduziert.

Die Wissenschaftlerin Dr. Annette Grüters und ihre Mitarbeiter vom Institut für Pädiatrische Endokrinologie am Otto-Heubner-Centrum für Kinder- und Jugendmedizin des Charité-Uniklinikums in Berlin untersuchten die Gene, die das Körpergewicht von Kindern beeinflussen. Sie fanden heraus, dass einige Gene so einflussreich sind, dass dagegen selbst drastische Schlankheitskuren machtlos sind. Diese Gene prägen im Zellkern den Code für die Produktion von Eiweiß-molekülen aus, die den Appetit und den Stoffwechsel beeinflussen. Geringfügige Veränderungen in diesen Genen – so genannte Mutationen – können dann zu einer Veranlagung für Fettleibigkeit führen. Bei jedem zwanzigsten fettleibigen Kind gibt es bereits derartige genetische Ursachen. Die Mutationen entstehen vorwiegend durch Fehlernährung und Bewegungsmangel. Dr. Klaus Bös vom Institut für Sportwissenschaft an der Universität Karlsruhe stellte fest, dass die motorische Leistungsfähigkeit der Kinder – also die kontrollierte Bewegungsfähigkeit beispielsweise beim Sport – um rund zehn Prozent schlechter ist als vor 25 Jahren. Ein bedenklicher Trend, interessant auch vor allem deshalb, weil immer mehr Kinder Mitglied in Sportvereinen sind. Dr. Bös: »Ein Grundschulkind bewegt sich heute gerade mal durchschnittlich eine Stunde pro Tag. Im Jugendalter dominieren bewegungspassive Freizeitaktivitäten.« Hinzu kommt eine oft katastrophale Ernährung mit zu viel Fett und Zucker.

Professor Karl E. Bergmann und Dr. Bärbel-Maria Kurth von der Berliner Charité-Uniklinik ahnen schon das Dilemma an Gesundheitskosten, das auf uns zukommt: »Wenn z. B. irgendwann fünf Millionen Diabetiker mit Insulinpumpen versorgt werden müssen, bleibt für die übrige Diagnostik und Behandlung nicht mehr viel Geld übrig.« Das Problem: Wenn die Folgekosten von Adipositas auf alle, also auf die Solidargemeinschaft umgelegt werden, werden Behandlungserfolge für den einzelnen Patienten immer weniger wahrscheinlich.

3 Lebenserwartung und Lebensqualität sinken

Bislang hatten wir uns an die guten Nachrichten gewöhnt: Die Lebenserwartung steigt, wir dürfen immer länger leben, zusehends mehr Hundertjährige leben unter uns. Außerdem steigt auch die Lebensqualität: Computer, modernes Haushaltsgerät, sinkende Arbeitszeiten, Überseeurlaub in Ferienparadiesen, prall gefüllte Supermarktregale mit erschwinglichem Warenangebot. Verlockende Aussichten also vor allem für zukünftige Generationen.

Umso beunruhigender jetzt die neuesten Zukunftsprognosen für alle Menschen, die im und nach dem Jahr 2000 in der westlichen Welt geboren wurden und werden:

• Ein Drittel bis die Hälfte der erwachsenen Männer werden eine um durchschnittlich 11,6 Jahre verkürzte Lebensspanne haben, die Summe qualitativ erfüllter Lebensjahre wird um 18,6 Prozent abnehmen.

• Bei Frauen ist die Prognose noch schlechter: eine um 14,3 Prozent verkürzte Lebenserwartung und 22 Prozent weniger an glücklichen, erfüllten Lebensjahren.

Ursache: Diabetes vom Typ 2 mit allen erdenklichen Folgen wie Übergewicht, Fettleibigkeit, hoher Blutdruck, Herz-Kreislauf-Problemen, Nieren- und anderen Organschäden, Sehbeschwerden, Gelenkschmerzen, Schwindelanfälle, Atemnot, Antriebsschwäche, mangelnde körperliche Fitness, Probleme bei Partner- und Jobsuche sowie einer Reihe von mentalen Problemen, angefangen von innerer Unruhe, Verzagtheit und Pessimismus bis hin zu Angstzuständen und Nervenzusammenbrüchen. Hinzu kommen Besuche beim Arzt, Krankschreibungen, Verdienstausfall ...

Die Analyse dieser umfangreichen Studie wurde im Oktober 2003 von Wissenschaftlern des weltweit renommierten Center for Disease Control and Prevention (CDC) im »Journal of the American Medical

Association« vorgestellt. Sie gilt im Prinzip für die bei uns neu ins Leben geborenen Jahrgänge wegen der ähnlichen Lebensweisen praktisch unverändert. CDC in Atlanta im US-Staat Georgia ist eine Agentur im Rahmen des staatlichen Department of Health and Human Services mit 8500 Angestellten, 47 staatlichen Gesundheitsbehörden sowie zahlreichen Instituten und Forschungseinrichtungen. Sie gilt und bezeichnet sich selbst als weltweit führende Einrichtung für den Schutz und die Gesundheit der Menschen – im Heimatland USA ebenso wie in anderen Ländern.

Prä-Diabetes: das neue besorgniserregende Schlagwort

Vor wenigen Jahren war Altersdiabetes vom Typ 2 bei Kindern und Jugendlichen eigentlich unbekannt. Inzwischen gilt die Krankheit als Bedrohung für die Volksgesundheit. Selbst bei Erwachsenen wird sie längst nicht mehr als so genannte benigne (gutartige) Krankheit verstanden. Allein bei den diagnostizierten Fällen stieg die Rate in den Neunzigerjahren um 40 Prozent, Experten befürchten, dass sie bis zum Jahr 2050 um mindestens weitere 165 Prozent klettern wird – mit Gesamtkosten für den deutschen Gesundheitshaushalt in einer zu erwartenden Größenordnung von mehreren hundert Milliarden Euro.
Das Schlagwort heißt Prä-Diabetes, eine sich latent entwickelnde Veranlagung und Disposition zur Zuckerkrankheit vor allem bei Kindern und Heranwachsenden, gespeist durch den übermäßigen Konsum von Süßem und süßen Getränken sowie von hellen Mehlerzeugnissen wie Weißbrot, Brötchen, Kuchen, Pasta usw. Prä-Diabetes bleibt fast immer weitgehend unerkannt. Selbst Kinder unter jahrelanger fürsorglicher Obhut ihres Hausarztes oder der Kinderärztin entwickeln die Vorstufe zu Diabetes vom Typ 2 allmählich, ohne

irgendwelche Symptomatik, dementsprechend ohne diagnostische Wahrnehmung. Dabei sprechen die Zahlen für sich:

- 32,8 Prozent der Jungen und 36,5 Prozent unserer Mädchen werden im Laufe ihres Lebens – statistisch gesehen – diabeteskrank.
- Wenn sich Ernährungs- und Verhaltensweisen nicht bald ändern, werden wir in den nächsten Jahrzehnten damit rechnen müssen, dass jeder dritte Deutsche an Diabetes vom Typ 2 erkrankt.
- Es wird dann zu Gen-Mutationen kommen, die vererbte Anlagen zusätzlich von Generation zu Generation weitertragen und die Disposition zur Entwicklung der Krankheit weiter erhöhen.
- Schon heute regen sich warnende Expertenstimmen, die voraussagen, dass in der zweiten Hälfte dieses Jahrhunderts mindestens jeder zweite Bürger an Diabetes erkrankt. Eine Katastrophe: unsägliches Leid in Familien, Gesundheitskosten, die unabsehbar, nicht mehr zu bewältigen sind.

Noch süßer durch Fruktosesirup

Wie können wir unsere Lebensmittel noch süßer machen? So fragen sich seit langem vor allem die Vertriebsstrategen der Zucker verarbeitenden oder nutzenden Industrie. Zucker selbst, das süße weiße Kristall, gibt schließlich zum Versüßen nicht maximal viel her. Auf Süßstoffe sprechen Geschmacksknospen der Zungen- und Gaumenschleimhaut bis zu hundertmal intensiver an, doch die eignen sich zum Süßen von Candy-Riegeln, Schoko-Produkten, Gebäck oder Softdrinks wie Limo und Cola nicht so gut.

Da kam es zustatten, dass im Jahr 1971 die Japaner den idealen Süßmacher entdeckten: High Fructose Corn Sirup (HFCS), aus Mais gewonnener Fruchtzucker. HFCS bietet gleich eine ganze Reihe von Vorteilen:

- Er süßt sechsmal mehr als Rohrzucker,

- in Gefrierprodukten hält er Lebensmittel länger frisch,
- er ist bis zu 20 Prozent billiger als Rohrzucker.

Inzwischen findet sich HFCS unter verschiedenen Tarnnamen in zahlreichen fertig verpackten süßen oder gesüßten Lebensmitteln. Coca-Cola und Pepsi verzichten in den USA längst auf ihr ursprüngliches Rezept eines Zuckeranteils von 50 Prozent in ihren Getränken und süßen praktisch nur noch mit dem kostengünstigen Maissirup, der auf Amerikas endlosen Feldern quasi von alleine wächst. Für USA-Mais gab es lange Zeit kaum noch Abnehmer – die Rettung kommt jetzt von den süßigkeitssüchtigen Zeitgenossen, drüben ebenso wie bei uns.

Mais lässt sich auch prima gentechnisch mit noch höheren Ernteerträgen anbauen – auf diese Weise gelangt noch mehr High Fructose Corn Sirup in Supermarktgetränke, Marmeladen, Fruchtwaffeln, Gummibonbons, Pralinen, Süßcremes, Gelees, Gebäck, Torten, aber auch in Ketchup, Majonäsen, Dosensuppen und -gemüse, Fisch-, Fleisch- und Geflügelsalat, Kartoffelsalat, fertige Fleischbällchen, Remouladen, Marinaden, Wurstprodukte, Käse, Hackbraten für die Mikrowelle und zahllose andere Industrieprodukte, die Kinder schnell satt und dick machen.

Zu viel Fruchtzucker

Wenn Kinder einen Apfel, einen Pfirsich oder Erdbeeren essen, ist die darin enthaltene Fruktose, der Fruchtzucker, gesund. Die Konzentration ist niedrig, entspricht der Komposition an natürlichen Nährstoffen, die der Organismus als willkommene Lebensspender braucht. Gesüßte, industriell produzierte Lebensmittel sind jedoch oft mit Fruktose überladen. Der Fruchtzucker stimuliert dann die Herstellung von Triglyzeriden (Fettstoffen) in der Leber, er aktiviert die Abgabe von Fettsäuren aus der Leber in den Blutstrom.

Als Folge davon werden vor allem Muskelzellen von Fettsäuren regelrecht bombardiert, als Schutz entwickelt das Muskelgewebe daraufhin die so genannte Insulin-Resistenz. Muskelzellen schließen also ihre unzähligen winzigen Zugangspforten, sodass Insulin- und Glukose-Moleküle nur noch begrenzt Zugang haben.

Die Hamster von Toronto

- Im Jahr 2000 unternahmen Wissenschaftler der Universität von Toronto in Kanada einen Versuch an Hamstern, die einen ähnlichen Fettstoffwechsel wie wir Menschen haben. Sie verabreichten den kleinen Tieren Dosierungen von HFCS (Fruchtzuckersirup aus Mais), der in etwa dem Glukose- oder Fruktose-Sirup-Konsum unserer Kinder entspricht.
- Innerhalb von wenigen Wochen stiegen die Triglyzerid-Konzentrationen im Blut der Hamster und sie entwickelten eine Insulin-Resistenz.
- Die ungesunden Mengen an Triglyzeriden quetschen sich regelrecht in Fettzellen hinein, in denen sie als Energierohstoff gespeichert werden. Irgendwann aber können Adipozyten (Fettzellen) den Überschuss nicht mehr halten. Als Folge davon treten Fettsäuren in den ohnehin fettgesättigten Blutstrom aus. Sie animieren die Beta-Zellen der Bauchspeicheldrüse dazu, ihre Insulin-Produktion zu drosseln. Entsprechend sinken Insulinwerte, während Glukose-Konzentrationen im Blut steigen. Dies führt letztlich zu der verhängnisvollen Entwicklung eines Diabetes-Zyklus.
- Der Wissenschaftler Dr. John Bantle von der Universität von Minnesota in Minneapolis (USA) verabreichte 24 gesunden Versuchspersonen eine mit Fruchtzucker überladene Diät. Das Ergebnis: Die Probanden produzierten um 32 Prozent mehr Triglyzeride, als wenn ihre Mahlzeiten ganz normal mit Zucker gesüßt worden wären.
- Im Februar 2004 richtete Dr. A. J. Zametkin von der American Academy for Child and Adolescent Psychiatry die dringende Bitte an alle Eltern, ihre Kinder für ein gesundes Essverhalten zu begeistern. Kinderpsychologen sollten sich des wachsenden Problems annehmen – ehe es zu spät ist.

136

Jede Limo, jedes Cola stimuliert Übergewicht

Kinder, die täglich eine Flasche Limo, Cola oder eines ähnlichen gesüßten Softdrinks konsumieren, entwickeln ein um 60 Prozent erhöhtes Risiko, dick oder fettleibig zu werden. Dies ergab eine Studie am Institut für Fettleibigkeitsforschung der medizinischen Abteilung im Kinder-Hospital von Boston (US-Staat Massachusetts). 1999 wies das »American Journal of Clinical Nutrition«, maßgebendes Fachorgan für Ernährungsfragen weltweit, in einer Grafik darauf hin, dass mit Fruchtzucker »aufgeladene« Lebensmittel zu einem Anstieg des Body Mass Indexes (BMI) führen, dem individuellen Bestimmungskriterium von Übergewicht und Fettleibigkeit. Jede konsumierte Flasche pro Tag trägt 0,18 Punkte zum BMI des Kindes bei, ganz egal was der Junge oder das Mädchen sonst noch isst oder trinkt oder wie viel Sport das Kind treibt. Der Konsum von industriell mit Sirups gesüßten Drinks bedeutet fast immer irgendwann Übergewicht.

KAPITEL VIII

Gesund ohne Zucker –
das Ernährungsprogramm

- Selbsttest: Wie abhängig bin ich von Süßem?

- Süßen mit Süßstoffen – ja oder nein?

- Süß essen ohne Zucker

- Die 20 besten Frühstücksideen

- Ideale Snacks gegen den kleinen Hunger

- Was soll man mittags und abends essen?

- Gesunde Alternative: die süßesten Früchte

- Zucker – ein weißes, leeres Kristall ohne Nährstoffe

1 Fit ohne Zucker

Für viele unserer Zeitgenossen – und vielleicht auch für uns selbst – könnte der Alltag erfreulicher sein ohne die fatale Abhängigkeit von Zucker, Süßem oder süßen Getränken. Übergewicht, erhöhter Bluthochdruck sind damit verbunden, oft ein ungutes Selbstgefühl oder gar schlechtes Gewissen, wenn man wieder mal der Versuchung erliegt, tief in die Schachtel mit den Schoko-Buchstaben zu greifen.

Dass man sich »nicht im Griff hat«, sich nicht diszipliniert, wo man doch weiß, dass Zucker ungesund ist. Auch die Verdauung, der Stoffwechsel, die Organe leiden schließlich unter der Sucht. So mancher ist mit sich unzufrieden, wenn er in der Betriebskantine die köstlich-bunte Salatplatte mit hübsch angerichteten Käsestückchen im Kühlfach stehen lässt, stattdessen nach der Currywurst mit Pommes, dem süßen Waldmeister-Gelee als Nachspeise und einer Cola greift.

Nicht aufrichtig mit sich selbst

»Ich mag Süßes gern, aber abhängig bin ich nicht«, heißt es oft. Oder: »Lediglich hin und wieder mal eine Rum-Trüffel oder mal 'ne Tafel Ritter-Sport, das ist alles. Und Zucker in den Kaffee? Höchstens einmal pro Woche.«

Dabei wird übersehen, dass die eigentliche süße Verführung, die Abhängigkeit, von den versteckten Zuckersubstanzen in Lebensmitteln herrührt. Es ist der Zucker, den man nicht sieht, nicht wahrnimmt, und der den Keim der süßen Sucht stets aufs Neue speist und schürt.

Es ist deshalb wichtig, ganz aufrichtig zu sich selbst zu sein. Sich darüber im Klaren zu sein, ob man ganz ohne Süßes existieren kann.

Oder wie weit man eben schon Opfer der süßen Droge Zucker geworden ist. Der folgende Selbsttest kann darüber Aufschluss geben.

Selbsttest: Wie abhängig bin ich vom Zucker?

Beantworten Sie alle Fragen ganz ehrlich und kreuzen Sie die Kästchen an.

	Ja	Nein
1. Müssen Sie hin und wieder gegen sich selbst konsequent vorgehen, um auf Süßes zu verzichten, z. B. den Löffel Zucker im Kaffee?	○	○
2. Haben Sie oft vormittags oder auch am späten Nachmittag einen »Durchhänger«, eine Phase von Mattheit und Müdigkeit?	○	○
3. Verfügen Sie daheim über heimliche Depots von Süßigkeiten, die Sie zwar nicht naschen, aber dennoch nicht wegwerfen wollen?	○	○
4. Neigen Sie zu Übergewicht?	○	○
5. Sind Sie oft unruhig, nervlich gereizt? Reagieren Sie in solchen Phasen mitunter aggressiv?	○	○
6. Ist Ihnen eine süß schmeckende Zahnpasta lieber als etwa eine neutrale oder eine Salz- bzw. Solezahnpasta?	○	○
7. Beneiden Sie Menschen, die Süßes essen oder naschen, z. B. einen Eisbecher?	○	○
8. Bringen Sie Kindern, vielleicht Ihren Enkeln, Neffen oder Nichten, Süßigkeiten mit?	○	○

	Ja	Nein

9. Gab es eine Zeit, in der Sie viel Süßes gegessen oder getrunken haben? ○ ○

10. Essen Sie lieber süße als saure Früchte? ○ ○

Wenn Sie lediglich eine oder zwei Fragen mit ja beantwortet haben, sind Sie von Zucker bzw. von Süßigkeiten unabhängig. Bei drei- bis fünfmal ja gehören Sie zu der Mehrheit männlicher und weiblicher Zeitgenossen, die zwar gesund leben, aber stets in der Versuchung, z. B. Schoko-Herzen zu naschen oder eine Marzipan-Praline anzunehmen.

Wenn Sie sechs bis acht Ja-Kästchen angekreuzt haben, sind Sie bereits nicht mehr unabhängig von dem verlockenden Überangebot an hübsch verpackten Süßigkeiten. Vermutlich fällt es Ihnen schwer, da auf eine süße Cremespeise als Dessert, dort auf den prächtigen Jamaika-Eisbecher mit Schoko-Streusel und aufgestecktem Schirmchen zu verzichten.

Bei neun- oder gar zehnmal ja dürfen Sie sich Hoffnungen machen. Sie sind zwar ganz gehörig auf Süßigkeiten erpicht, bei einem Verzicht wird sich Ihre Lebensqualität aber erheblich verbessern.

Wie viel Zucker esse ich eigentlich?

Notizblock und Kugelschreiber bereitgelegt – und schon ist womöglich die erste Überraschung fällig. Notieren Sie nur mal einen oder mehrere Tage lang, wann, wo und wie oft Sie, Ihre Familienangehörigen oder Ihr Partner Süßes essen oder trinken.

Berücksichtigen Sie dabei, dass es den Haushaltszucker als naturbelassenes Lebensmittel nicht gibt. Obst, Gemüse, Salat, Vollkornprodukte, Milch, Käse, Eier, Kartoffeln, Wildreis oder auch Fisch oder

Fleisch sind demnach garantiert zuckerfrei, wenn man mal von dem natürlichen und somit gesunden Gehalt an Milchzucker in Milchprodukten absieht.

Sie brauchen Ihr Augenmerk also lediglich auf industriell hergestellte, verpackte und mit Etiketten versehene Produkte zu richten. Gucken Sie sich dieses Etikett genau an, achten Sie auf alle »verdächtigen« Deklarationen wie z. B. Glukose, Maltodextrin, Fruktose usw. Eine Auflistung aller Zucker- und Zuckeraustauschstoffe finden Sie in diesem Buch auf Seite 30.

Ganz klar, dass alle konsumierten Süßigkeiten wie Schokolade, süßes Gebäck, Streuselkuchen, Puddings, Gummibärchen usw. in die Liste eingetragen werden, selbst dann, wenn es sich nur um ein einzelnes Pfefferminzbonbon handelt, das man geschenkt bekommen hat. Auch Marmeladen, Konfitüren gehören ins Notizbuch – vor allem aber alle gesüßten Getränke.

Schubladen, Regale, Kühlschrank ausräumen

Jetzt geht es noch mal ans Etiketten-Lesen. Am besten alle verpackten Lebensmittel entweder gleich in den Müll oder rasch aufbrauchen. Dies gilt am ehesten für Konfitüren und gesüßte Fruchtsäfte, also für alle halbwegs natürlichen Nahrungsmittel. Bei Schokolade, Bonbons, Krokant, Marzipan usw. gilt jedoch ein konsequentes »Niemehr-wieder«. Sie müssen raus aus der Schublade oder dem Regalfach, sonst lauern sie weiterhin als latente Gefahr auf den Augenblick unserer Schwäche.

Wer auf diese Weise Verzicht und Selbstdisziplin übt, darf stolz auf sich sein. Er oder sie wird auch auf Partys, bei Einladungen leichter unbestechlich und unbeugsam sein, gegenüber den beharrlichen Versuchungen: »Na, eins, ein einziges von diesen Weinbrand-Schokostäbchen wirst du dir doch gönnen dürfen ...«

Auch Süßstoffe sind ungesund

Einfach schon deshalb, weil sie die Sucht nach Süßem erhalten oder – wie Experten glauben – sogar verstärken. Denn die bei uns erhältlichen und verwendeten Intensivsüßstoffe haben eine bis zu 2000-mal stärkere Süßkraft als Zucker. Dementsprechend reagieren Geschmacksrezeptoren in Gaumen-, Zungen- und Mundschleimhaut noch viel spontaner auf Versuchung.

Die zugelassenen Süßstoffe

Acesulfam K (E 950): Ein gut wasserlösliches Kristall, das vom Körper unverändert wieder ausgescheiden wird, allerdings eine 200fach höhere Süßkraft hat als unsere Saccharose, der Haushaltszucker.
Aspartam (E 951): Ebenfalls 200-mal süßer als Zucker, wird im Organismus im Eiweißstoffwechsel abgebaut.
Cyclamat (E 952): Weißes Pulver, das 30-mal mehr süßt als Zucker, vorwiegend als Zusatz für diätetische Lebensmittel und saure Fruchtsäfte verwendet wird.
Saccharin (E 954): Der Klassiker unter den Süßstoffen, feines Kristallpulver, etwa 550-mal so süß wie unser weißer Kristallzucker.
Thaumatin (E 957): Aus exotischen Früchten gewonnener Intensivsüßstoff, etwa 2000-mal süßer als Zucker.
Neohesperidin DC (E 959): Wird ebenfalls aus Früchten gewonnen, süßt 200-mal mehr als Zucker.

Intensivsüßstoffe werden vor allem für die Produktion von Limo, Cola oder anderen Softdrinks verwendet. Solche Getränke werden dann gerne als »Light-Produkte« angeboten. Dadurch wird dem Verbraucher vorgegaukelt, ein gesundheitlich unbedenkliches Produkt vor sich zu haben. Nach Schätzungen von Experten könnte beim Süßen von Limo und Cola, Eiscreme, vielen Desserts, Obstkonserven, Soßen

oder Suppen der noch verwendete Zucker zu 100 Prozent durch Süßstoffe ersetzt werden.

Selbst bei Schokoladen, Zucker- und Süßwaren oder Dosenkonserven
könnte der Zuckeranteil durch Zugabe von Süßstoffen verringert
werden. Der Ersatz von Zucker durch Intensivsüßstoffe könnte der
Getränkeindustrie drei Viertel der entsprechenden Einsatzkosten er-
sparen. Zu erwarten ist demnach, dass nicht nur Zuckeraustauschstoffe, sondern auch Süßstoffe ihren Siegeszug in die Supermarkt-
lebensmittel fortsetzen. Die Folge: Alles wird noch süßer. Eine folgenschwere Entwicklung.
Denn mehr und mehr entlarven sich bestimmte Süßstoffe nun doch
als »Insulin-Locker«, als Substanzen, die die Bauchspeicheldrüse zur
Abgabe ihres Hormons zwingen und damit den Teufelskreis zucker-
bedingter Krankheiten anheizen.

Stevia – der neue Modesüßstoff

Auf Zucker verzichten, aber der Sucht nach Süßem weiterhin nachgeben:
Unter diesem Vorsatz gewinnt der Süßstoff Stevia immer mehr Freunde.
Daheim ist Stevia in Südamerika, speziell in Paraguay, gewonnen wird es
aus den Blättern der Stevia-Pflanze. Süßende Wirkstoffe sind so genannte
Stevioside und Rebaudioside, die eine bis zu 300-mal stärkere Süßkraft als
Zucker haben. Erhältlich ist Stevia als zuckerähnliches weißes Kristall oder
auch in flüssiger Form.
In Paraguay und Brasilien wird Stevia traditionell bei der Behandlung von
Diabetes Typ 1, der Zuckerkrankheit eingesetzt. Die Blattextrakte wirken
unmittelbar auf die Beta-Zellen der Bauchspeicheldrüse, die daraufhin ihr
Hormon Insulin ausstoßen (das Zuckerkranken speziell vom Typ 1 fehlt).
Eine Gruppe von Wissenschaftlern um Professor P. B. Jeppesen von der
Abteilung für Endokrinologie und Stoffwechsel am Aarhus-Universitäts-
krankenhaus in Dänemark forscht seit Beginn des neuen Jahrtausends
intensiv, ob Stevia möglicherweise generell bei der Behandlung von
Diabetespatienten eingesetzt werden kann.

Die FDA (Federal Drug Agency), oberste Aufsichtsbehörde der USA für die Zulassung von Nahrungsmittelergänzungen, hat Stevia als Süßstoff bislang kein grünes Licht gegeben. Noch ist nicht geklärt, in welchem Umfang Stevioside im Darm zu so genannten Steviolen abgebaut werden, zu giftigen, gesundheitsschädlichen Substanzen. Dies könnte der Fall sein, wenn Stevia vom Verbraucher in erheblichen Mengen oder Konzentrationen zum Süßen verwendet wird. Dr. Martha Peiperl, Verbraucherschutzoffizier bei der FDA: »Die Sicherheit von Stevia ist durch öffentliche Studien in Frage gestellt. Stevia darf deshalb nicht als Süßstoff, sondern ausschließlich als ungeprüfte Nahrungsmittelergänzung auf den Markt gebracht werden.«

Die Gefahr: Das Süßkraut Stevia stimuliert die Insulin-Abgabe aus dem Pankreas, Hormonwerte im Blut steigen weiter an. Mit allen in diesem Buch bereits erwähnten gesundheitlichen Risiken.

2 Auf das Frühstück kommt es an

Die Sucht, das Verlangen nach Süßem nach und nach abschwächen und schließlich ganz stoppen. Da ist es ganz wichtig, den Blutzuckerspiegel den ganzen Tag über in seinem gesunden Referenzbereich zu halten – etwa zwischen 85 und 105 Milligramm Blutzucker pro 100 Milliliter Blut. Dann nämlich melden sich gar keine Hormonsignale, die schnelllösliche Glukose aus Süßwaren oder süßen Getränken anfordern.

Da ist es wichtig, einen steten Zustrom an Glukose-Molekülen aus dem Darm ins Blut aufrechtzuerhalten. Dies funktioniert mit den komplexen Kohlenhydraten in Vollkornprodukten, Wildreis, Obst, Salat, Gemüse, Kartoffeln, weil die in diesen Lebensmitteln enthaltene Glukose ja erst von Verdauungsenzymen aus dem Nahrungsbrei heraus gespalten werden muss. Sie strömt dann gleichmäßig durch die Darmschleimhaut ins Blut – der Blutzuckerspiegel bleibt stets auf einem gesunden Niveau.

Auch Eiweiß hilft dabei mit. 14 der 20 Eiweißbausteine (Aminosäuren) werden von Wissenschaftlern als glukoplastisch bezeichnet. Das heißt, unser Stoffwechsel kann aus ihnen ebenfalls Glukose, also Blutzucker machen. Dies ist dann wichtig, wenn dem Körper die Glukose-Reserven ausgehen, etwa bei starkem mentalen oder körperlichen Stress. So tragen also auch eiweißreiche Nahrungsmittel zu einem gesunden Blutzuckerspiegel bei.

Ganz klar, dass das Frühstück – als erste und wichtigste Mahlzeit des Tages – reich an komplexen Kohlenhydraten sein soll. Und möglichst auch reich an Eiweiß. Ideal sind fettarme Käsesorten (Ziegen-, Schafskäse), mageres Fleisch, Tofu, Eier oder auch Tomaten, Gurken, Oliven usw.

Die 20 besten Frühstücksideen

Zu trinken gibt es jeweils Kaffee oder Tee ohne Zucker und Sahne, Obst- oder Gemüsesaft, Milch, Buttermilch, Kefir oder Kräutertees.

1. Quarkbrot mit Tomate und Ei
Ei wachsweich kochen und in Scheibchen schneiden. Eine Scheibe Vollkornbrot mit Butter und Magerquark bestreichen, mit Schnittlauchröllchen bestreuen. Tomate mit heißem Wasser überbrühen, enthäuten und würfeln.

2. Türkisch frühstücken
Auf einen Teller kommen Eischeibchen, Tomaten- und Gurkenscheibchen, sechs Oliven, 30 Gramm Ziegenkäse, Salz, Pfeffer, Paprika, Kümmel. Dazu gibt es Knäckebrot.

3. Mokkaquark mit exotischen Früchten
Magerquark mit Kaffeepulver und etwas Sahne verrühren. Dazu exotische Früchte und Südfrüchte in kleinen Mengen geben: Mango, Papaya, Ananas, Datteln, Banane, Feigen usw.

4. Schinken mit Radieschen
100 Gramm magerer Schinken (roh oder gekocht) auf ein butterbestrichenes Mehrkornbrot legen, mit Radieschenscheiben garnieren, mit Pfeffer und Petersilie bestreuen.

5. Geflügelleber mit Toast
Ca. 80 Gramm Geflügelleber in der Pfanne in etwas Butter braten. Auf zwei butterbestrichene Scheiben Vollkorntoast geben. Mit etwas Salz würzen.

6. Hüttenkäse mit Apfel und Knäckebrot
Apfel waschen und samt Schale grob raspeln. Mit Zitronensaft beträufeln. Einen Becher Hüttenkäse mit 1 TL Honig verrühren, Apfelmasse darunter mischen. Dazu gibt es Knäckebrot.

7. Krabbenbrötchen mit Dill
Ca. 80 Gramm geschälte Nordseekrabben überbrausen und gut abtrocknen. Mit Zitronensaft beträufeln und mit Dill überstreuen. Ein Vollkornbrötchen mit Butter bestreichen und dazu essen.

8. Vollkornmüsli mit Pfirsich
Vorgeschroteten Weizen am Vorabend zu einem festen Brei vermischen und in den Kühlschrank stellen. Am Morgen einen Pfirsich überbrühen, enthäuten, in kleine Stücke schneiden, unter den Vollkornbrei mischen. Etwas Sahne, Honig und gehackte Haselnüsse untermischen.

9. Palatschinken mit Himbeerquark
Aus Vollkornmehl mit etwas Butter in der Pfanne einen dünnen Palatschinken backen. Himbeeren mit etwas Mineralwasser und Honig mit Quark glatt rühren. Palatschinken mit dem Quark bestreichen und zusammenlegen.

10. Putenschnitzel mit Ananas
Ein Putenschnitzel (ca. 80 Gramm) mit etwas Salz und Pfeffer würzen, Ananasscheibe auflegen, in etwas Butter herausbraten. Dazu gibt es Pumpernickel.

11. Rührei mit Schnittlauch
Zwei Eier mit Mineralwasser und Salz verquirlen. In einer beschichteten Pfanne 1 TL Butter erhitzen, Eier darin stocken lassen, herausnehmen und mit Schnittlauch bestreuen. Dazu: Vollkornbrötchen mit Butter.

12. *Forellenfilets mit Meerrettich*
Geräucherte Forellenfilets (ca. 80 Gramm) mit Meerrettich und Dill garnieren. Dazu gibt es Vollkorntoast mit Butter.

13. *Tofuwürstchen mit Senf*
Zwei Tofuwürstchen (Naturkostladen) in etwas Butter herausbraten oder kalt auf einem Teller anrichten. Dazu etwas Senf sowie Gurken- und Tomatenscheiben geben. Mit Pumpernickel oder Vollkorntoast essen.

14. *Roastbeef mit Ei- und Gurkenscheibchen*
Ein Ei wachsweich kochen, in Scheiben schneiden. Eine Scheibe Roastbeef (ca. 80 Gramm) mit etwas Majonäse bestreichen. Ei- und Gurkenscheibchen auflegen, zuklappen. Dazu gibt es Vollkorntoast.

15. *Räuchertofu mit Ei*
Ca. 80 Gramm Räuchertofu (Naturkostladen) in kleine Würfel schneiden. In eine Pfanne mit etwas Butter geben. Eimasse darin verrühren und bei Hitze stocken lassen. Gut würzen und mit Mehrkornbrötchen und Butter servieren.

16. *Porridge mit Nüssen*
Grob geschroteten Hafer in kochendes Salzwasser einrühren, bei schwacher Hitze 20 Minuten ausquellen lassen, ab und zu umrühren. Etwas ausdampfen lassen, etwas warme Milch einrühren. Reichlich Haselnüsse in einer kleinen Pfanne ohne Fett leicht rösten. Porridge mit etwas Honig süßen und Nüsse untermischen.

17. *Parmaschinken mit Mehrkornbrot*
Mehrkornbrot mit Butter bestreichen. Gewaschenes, gut abgetrocknetes Salatblatt auflegen. Hauchdünne Parmaschinkenscheibchen auflegen und mit etwas Senf bestreichen.

18. Kalter Braten mit Knäckebrot
Vier Scheibchen Knäckebrot mit Butter und Majonäse bestreichen.
Ca. 80 Gramm kalten Braten in entsprechend große Stücke schneiden
und auflegen. Mit Dill oder Radieschenscheiben garnieren.

19. Tomatenpumpernickel mit Schafskäse
Pumpernickel mit Butter bestreichen, darauf Tomatenscheibchen
geben, mit Salz und Pfeffer würzen. Dazu ca. 50 Gramm Schafskäse
garnieren.

20. Avocado-Schale
Eine halbe Avocado in kleine Stückchen schneiden, in eine Schale
geben und mit Zitronensaft beträufeln. Kleine Stückchen von exotischen Früchten (z. B. Mango, Papaya) sowie 1 TL Nussmischung mit
etwas Fruchtsaft darunter mengen. Vollkorntoast rösten, mit Butter
bestreichen und dazu essen.

Viele Menschen haben morgens wenig Zeit, sich ein ausreichendes
Frühstück zu bereiten. Bevor man aber gar nichts isst oder trinkt, soll-
te man – z. B. auf dem Weg ins Büro – wenigstens eine Banane essen.
Sie ist reich an Kohlenhydraten und anderen Nährstoffen.

Ideale Zwischensnacks gegen den kleinen Hunger

Trockenfrüchte (möglichst ungeschwefelt aus dem Naturkostladen),
z. B. Feigen, Datteln, Aprikosen, Äpfel, Pflaumen, Pfirsich.
Eine Handvoll Nüsse, z. B. Walnüsse, Cashew-Nüsse, Mandeln, Erdnüsse,
Haselnüsse, Paranüsse, aber auch Nussmischungen oder Studentenfutter.
Banane.
Eine halbe Avocado, mit Zitronensaft, Pfeffer und Salz zerquetscht.
Ein Becher Magerquark mit Früchten.

Mittags kerngesund essen

Die Hauptmahlzeit des Tages sollte Volumen haben, also nicht zu mager ausfallen. Sonst wird man womöglich abends Opfer seines Heißhungers und isst zu später Stunde zu viel. Wichtig ist mittags eine ausgewogene Mischkost, die Eiweiß-, Kohlenhydrat-, Fett- und Nährstoffspender enthält. Mit Nährstoffen sind die lebensnotwendigen Vitamine, Mineralien und Spurenelemente gemeint. Bauen Sie Ihre Mittagsmahlzeit jeweils aus den folgenden vier Bausteinen zusammen.

Eiweißspender
Mageres Fleisch: Kalb, Rind, Schwein, Hammel, Lamm, Kaninchen. Geflügel, Wild möglichst ohne Haut: Hähnchen, Ente, Gans, Truthahn. Fisch, ideal ist Kaltwasser- bzw. Meeresfisch: Makrele, Hering, Rotbarsch, Seezunge, Seelachs, Scholle, Schellfisch, Hering, Kabeljau, Seeteufel, Thunfisch, Lachs, Forelle.
Leber, Nieren.
Tofuprodukte.
Eier.

Kohlenhydratspender
Wild- bzw. Naturreis.
Kartoffeln.
Süßkartoffeln.
Topinambur.
Vollkornnudeln.
Vollkorn oder Getreide wie Dinkel, Hafer, Gerste, Weizen, Roggen, Buchweizen, Hirse, Grünkern.

Fettspender
Pflanzenöle.

Oliven.

Avocado.

Bohnen, Sojabohnen.

Käse.

Sahne.

Nährstoffspender

Salat: Chicorée, Feldsalat, Endivien, Kopfsalat, Rucola, Eisbergsalat.

Hülsenfrüchte: Bohnen, Erbsen, Linsen.

Blatt-Stängelgemüse: Blumenkohl, Rosenkohl, Grün-, Rot-, Weiß- und alle anderen Kohlsorten, Spargel, Spinat, Brokkoli, Mangold, Fenchel, Sellerie, Artischocken.

Fruchtgemüse: Kürbis, Gurken, Auberginen, Paprika, Tomaten, Zucchini, Mais.

Wurzel-Knollengemüse: Knoblauch, Zwiebeln, Lauch, Karotten, Kohlrabi, Radieschen, Rettich, Rote Bete, Schwarzwurzeln.

Pilze: Champignon, Morchel, Pfifferlinge, Steinpilz.

Gemüse mit seiner unvergleichlichen Vielfalt von Nuancen lenkt die Geschmacksnerven von dem stets gleich bleibenden Anreiz des Süßen ab. Nach mehreren Tagen oder Wochen ohne Süßigkeiten, süße Limos, Kuchen oder Desserts, entdeckt man den Reichtum an natürlichen Aromen. Irgendwann fällt es dann leicht, auf die süße Limo zum Essen zu verzichten, auf den stark gesüßten Espresso oder süßen Schwabbelpudding danach.

Abends köstliche Rohkostplatten

Zweifelsfrei das ideale Abendessen für Zeitgenossen, die schlemmen und gesund leben wollen. Alleine schon die Zubereitung köstlicher Dressings und Dips kann jede bunte Rohkostschüssel zum lukullischen Ereignis machen. Ansonsten empfehlen Experten: ein gutes Pflanzenöl, ein guter Essig – das reicht, um den Geschmacksreichtum der verwendeten Zutaten nicht zu sehr zu beeinflussen. Gekauft und verarbeitet werden möglichst frische Saisongemüse, Salate oder Pilze. Dabei gilt: nicht lange lagern, vorbereiten, zubereiten – und genießen. Dazu gibt es frisches Baguette oder knackigen Toast. Auch beim Garnieren von Rohkost darf man seine Phantasie beweisen. Es können gegrillte Hähnchen- oder Filetstückchen, oder gebratene Geflügelleber sein, oder aber auch Kaltes: Käse, Räuchertofu, Roastbeef, kalter Braten, Forellenfilet, Thunfisch, magere Zunge, Schinken, Pute, Lachs, Aal, Calamari, Krabben, Krebse, Ölsardinen, Muscheln oder Hummerstückchen.

3 Der weiße Kristallzucker – aller Biostoffe beraubt

Boron macht Pflanzenhormone lebendig

Von diesem raren Spurenelement holt sich die Zuckerrübe nur unendlich winzige Konzentrationen aus dem Erdreich. Die Atome siedeln sich in den Rübenblättern an, wo sie – ähnlich einem Computerchip – Hormone aktivieren. Was kaum jemand weiß: Pflanzen synthetisieren bis zu zwanzig Mal mehr Hormone als wir Menschen. Diese feinen Sensoren reagieren bis zu 1000-mal empfindsamer auf Reizunterschiede wie z. B. Licht- oder Temperaturschwankungen, außerdem können sie eventuelle Insektenfeinde oder auch krankheitserregende Mikroorganismen mit einem geheimen Radar auf große Entfernungen hin registrieren.

Dass dieses tolle Spurenelement aus der Fruchtmasse der Zuckerrübe abgetrennt wird und quasi nur noch für Mastschweine oder Legehennen von Nutzen sein soll, ist wirklich traurig. Wir Menschen brauchen zwar nicht viel davon – in unserem Körper steckt lediglich der zehnte Teil eines Millionstel Gramms Boron. Aber es ist unerlässlich für den Stoffwechsel viel größerer Mineralstoffe wie z. B. Kalzium oder auch von Eiweiß.

Knochenmineralien wie Phosphor, Kalzium und Magnesium werden ohne Boron schlecht verwertet. Ein Mangel an dem Spurenelement führt zudem zu erhöhten Ausscheidungen von Kalzium und Magnesium über den Urin und damit zu einem Abbau von Knochenmasse.

Viele Frauen jenseits der Menopause, die an Osteoporose (Knochenschwund) leiden, wollen trotzdem auf ihren süßen weißen Kristallzucker nicht verzichten.

Ein Löffel in den Kaffee bleibt freilich erlaubt – vorausgesetzt, die betreffende Person ernährt sich sonst gesund.

Chrom für den Glukose-Stoffwechsel

In der kalifornischen Wüste machten Biologen eine Entdeckung: Sie stellten fest, dass Sandratten ihre Höhlen stets um bestimmte Buscharten herum anlegten. Diese Büsche nahmen sie unter die Lupe – sie enthielten extrem hohe Konzentrationen an dem Spurenelement Chrom. Nun fingen die Wissenschaftler solche Tierchen ein und verabreichten ihnen im Labor ein Futter, das der typischen westlichen Ernährung entsprach – mit viel Zucker und hellem Mehl. Daraufhin wurden die kleinen Sandratten zuckerkrank, oder ihr Blutzuckerspiegel sank dramatisch ab. Die Biologen mischten Chrom unter das Futter – und die Blutzuckerwerte regulierten sich rasch.

Diese und andere Studien führten etwa ab dem Jahr 1975 zu einer neuen Periode der Chrom-Forschung. Inzwischen weiß man, dass das Spurenelement beim Glukose-Stoffwechsel eine bedeutende Rolle spielt. Es hilft dem Bauchspeicheldrüsenhormon Insulin dabei, Glukose-Moleküle in Zellen einzuschleusen. Dementsprechend hat es für die Diabetes-Behandlung eine große Bedeutung. Zuckerrüben sind extrem reich an Chrom. In unseren Zellkernen haben Genforscher so genannte »Chrom-Finger« entdeckt, winzige Faktoren, die als übergeordnete Manager unseren Glukose-Stoffwechsel steuern.

Nirgendwo offenbart sich das Paradoxon unserer Ernährung bestürzender als am Beispiel Chrom. Für die Blutzuckerregulierung unerlässlich, ist es aus dem weißen Dosenzucker und aus dem Verarbeitungszucker in Tausenden unterschiedlicher Lebensmitteln abgetrennt. Enthalten ist es dafür reich in Melasse, dem Abfall bei der Zuckergewinnung. Absurd: Diese Melasse muss jetzt als Nahrungsergänzung herhalten, um Beschwerden oder Krankheiten zu lindern oder zu heilen, die durch zu hohen Zuckerkonsum entstehen.

Unser Körper benötigt pro Tag lediglich etwa ein millionstel Gramm. Trotzdem sind dann alle unsere Zellen ausreichend damit versorgt.

Eisen lässt Zellen atmen

Auch dieses lebensnotwendige Spurenelement wird bei der Zucker-herstellung aus dem reichen Fruchtfleisch der Rübenwurzel abge-trennt. In 100 Gramm steckt rund ein Milligramm Eisen – etwa der zehnte Teil unseres Tagesbedarfs. Eisen ist an sich ein totes Metall, aber in ionisierter Form werden seine Atomteilchen quicklebendig und tragen als Teil des Blutfarbstoffs Sauerstoff zu allen 70 Billionen Körperzellen.

In unserem Blut zirkulieren ständig rund 35 Milliarden rote Blutkör-perchen, jedes Einzelne von ihnen enthält etwa 300 Millionen Blut-farbstoffmoleküle. In jedem roten Blutkörperchen steckt rund eine Milliarde Sauerstoffmoleküle – an Eisen gebunden. Wir brauchen also wirklich sehr viel von diesem kostbaren Element. Trotzdem ist uns der weiße Dosenzucker wichtiger als die eisenreiche Sirup-Melasse, die meist unbeachtet und verschmäht ihr trauriges Dasein in Super-marktregalen fristet.

Eisenmangel führt zu ständiger Müdigkeit, Hautblässe, Libidomangel, zu Rissen im Mundwinkel, Kribbeln in den Füßen, brüchigen Nägeln, Atembeschwerden, Verstopfung, Haarausfall. Bei einem Mangel an diesem Spurenelement hapert es also überall in unserem Körper. Frauen sind besonders betroffen, weil sie während der Regelblutung viel Eisen verlieren.

Wer es also hin und wieder doch ein wenig süß haben möchte – z. B. als Aufstrich aufs Butterbrot, ins Frühstücksmüsli –, sollte sich die zäh-klebrige Melasse besorgen, dieses ungeliebte Abfallprodukt der Zuckerherstellung, das so unendlich reich an kostbarsten Biostoffen ist.

Ähnlich wie Bierhefe ist auch Melasse ein wahrer Schatz an weiteren Biostoffen, vor allem an den kostbaren Spurenelementen, ohne die der Stoffwechsel in unserem Organismus nicht funktioniert. Ein gu-ter Ersatz also für Zucker, Honig und andere Süßungsmittel.

Jod – das Biowunder

In diesem Spurenelement liegt der Keim allen Lebens. Die kleine Hypothalamus-Drüse im Zwischenhirn pumpt stetig ein Protein in die Blutbahn, das aus nur drei Aminosäuren (Eiweißbausteinen) besteht. Diese kleinen Eiweißmoleküle wandern nur wenige Zentimeter weiter zur Hirnanhangdrüse und fordern diese auf, ihr Hormon TSH (thyreotropes Hormon) zu synthetisieren und auf die Reise in die Blutbahnen zu schicken.

Währenddessen fischt unsere Schilddrüse schon fleißig möglichst viel Jod aus dem Nährstoffangebot im Blut. Unter dem Kommando der winzigen TSH-Moleküle formt sie dann aus Jod und dem Eiweißbaustein Tyrosin ihre Schilddrüsenhormone. Die kurbeln unseren Zellstoffwechsel an, sind quasi das Zündholz, mit dem pro Tag Trillionen und Abertrillionen Zellvorgänge in unserem Körper aktiviert werden. Wenn die Schilddrüse aber keine Jod-Atome im Blut findet, kann sie ihre Leben spendenden Hormone nicht produzieren. Sie ist dann ganz traurig, kann auch – wie der gesamte Stoffwechsel – überhaupt nicht begreifen, warum uns Menschen der weiße Zucker in der Porzellandose so viel bedeutet, in dem selbst die besten Elektronenmikroskope kaum noch ein Molekül eines verwertbaren Biostoffs entdecken können.

Die tüchtige Zuckerrübe aber hat ihre Kräfte ein ganzes Wachstumsjahr umsonst geopfert. Was an Bioreichtum in ihr steckt, landet im Schweinetrog. Dazu zählt auch das Jod, das – neben Kobalt – wohl faszinierendste Spurenelement der Erde.

Kaliumbombe Zuckerrübe

Unsere rund 70 Billionen Körperzellen schwimmen gewissermaßen in der extrazellulären Flüssigkeit, und ihr so genanntes Zytoplasma, ihr

Inneres, ist ebenfalls mit Wasser angefüllt. Für diesen Flüssigkeits-haushalt sorgt vor allem der Mineralstoff Kalium, er erreicht im Innern einer gesunden Zelle eine Konzentration von bis zu sechs Gramm pro Liter, 30-mal mehr als im Blutplasma.

Alle Rübenarten sind ausgesprochene Kaliumbomben, in einem Kilo stecken fast drei Gramm bestes bioaktives Kalium. Und zwar in einem idealen Verhältnis zu anderen Mineralien wie z. B. Phosphor oder Magnesium. In einem sensibel funktionierenden Spannungsfeld mit seinem Gegenspieler Natrium (Hauptbestandteil von Kochsalz) wer-den Biostoffe in Zellen hineingepumpt. Ohne Kalium aber fehlt den Zellen die Leben spendende Nährflüssigkeit. Dafür bindet Natrium viel Wasser im Geweberaum außerhalb der Zellen, in der extrazellu-lären Flüssigkeit. Was viele Zeitgenossen für Bauchspeck halten, ist oft zum erheblichen Teil unnötiges Körperwasser.

Das Verhängnis unserer Ernährung ist, dass Arzneimittel der Natur, wie das Element Kalium, mehr und mehr missachtet werden. Kalium-reiche Lebensmittel, wie Hülsenfrüchte, Kohl, Rüben, Spinat, Brokkoli, schmecken vielleicht gerade als Zutat zum fetten Schweinebraten. Das Gift Weißzucker aber, extrahiert aus dem wundervollen Molekül-gefüge des Rübenfleisches, wird mehr und mehr zur Modedroge.

Ist Zucker wichtiger als Kalzium?

Für viele Menschen offenbar schon, denn sie leben Tag für Tag, Stun-de für Stunde in latenter Abhängigkeit von dem süßen Kristall. Dem opfern sie am Ende auch noch das viele lebensnotwendige Kalzium, das in der Zuckerrübe steckt.

Kalzium ist Hauptbestandteil der Knochenmatrix. Aber ein Prozent des Minerals in unserem Körper dient anderen Zwecken: der Reiz-übermittlung von Nervensignalen, z. B. beim Aufbau positiver Stim-mungen wie Freude, Jubel, Begeisterung, Optimismus. Dabei wird viel

Kalzium verbraucht, dementsprechend müssen Kalziumdepots täglich zwischen 20- und 30-mal erneuert werden. Wenn ein Mensch jedoch lieber süß, fett und salzig isst, fehlt ihm das Mineral. Sein Stoffwechsel saugt es dann unerbittlich aus der Knochenmasse – bei älteren Frauen oft Ursache für eine beschleunigte Entwicklung von Osteoporose, dem gefürchteten Knochenschwund.

Es ist übrigens ein Irrtum, dass nur Milch und Milchprodukte wie Käse oder Joghurt sehr reich an Kalzium sind. Pflanzen enthalten oft viel höhere Konzentrationen an dem Mineralstoff. Die Kohlrabi ist eine ausgesprochene »Kalzium-Bombe«, aber auch die Zuckerrübe sammelt mit dem aus dem Erdreich gezogenen Nährwasser viel von dem Mineralstoff. Nur schade, dass wir Menschen davon selten profitieren: Als trauriges Endprodukt der Rübe finden wir im Supermarktregal die weiße Raffinade, prall und fest verpackt in kleine Papiersäckchen.

Kupfer – ein faszinierendes Element

Im Grunde war alles vor vielen Millionen Jahren schon ganz einfach: Pflanzen haben Elemente aus dem Boden in ihr Zellgewebe gesogen, lebende Geschöpfe haben Pflanzen gefressen und aus deren Bestandteilen all die Proteine, Enzyme oder Hormone gebaut, die sie zum Leben brauchten. Ohne Pflanzen wären alle Tiere und auch wir Menschen hilflos und gar nicht existenzfähig. Die schnellsten Computer und beeindruckendsten Autos können die eminente Tatkraft der Pflanzen nicht ersetzen.

Die Zuckerrübe ist auch sehr fleißig und holt dementsprechend viel Kupfer aus dem feuchten Erdreich. Das rotgoldene leuchtende Metall ist Bestandteil wichtigster Enzyme, z. B. für die Synthese des Hautpigments Melanin, das uns bei der Sonnenbräune eine so hübsche nougatfarbene Haut verleiht. Viel wichtiger als Schönheit ist der

160

Natur eine optimistische Stressbewältigung. Dafür sorgen Neuro-transmitter, Nervenreizstoffe wie z. B. Noradrenalin, die ebenfalls mit Hilfe von Kupfer im Nervenstoffwechsel hergestellt werden. Und dann gibt es auch noch die Mitochondrien, die Energiebrenn-kammern in allen Zellen. In jeder Einzelnen von ihnen herrscht ein unglaubliches Elektronen-Inferno bei der Synthese des Energie-moleküls ATP (Adenosintriphosphat). Kupfer spielt dabei eine uner-lässliche Sonderrolle.

Weil unser Herzmuskel die mit Abstand höchste Muskelleistung im Körper aufbringt, braucht er auch besonders viel Kupfer. Mit dem Weißzucker aus Omas Porzellandose können Herzmuskelzellen je-doch nichts anfangen. Verständlich, dass der »Müll« bei der Zucker-gewinnung, nämlich die äußerst bioaktive Melasse, viel von dem Element Kupfer enthält.

Magnesium – Freund unserer Körperzellen

Im Chlorophyll, dem Blattgrün, ist das Mineral Kernstück des Farb-stoffs, der mit Hilfe des Sonnenlichts Kohlenstoff in Pflanzenzellen einbaut. Mit dieser so genannten Photosynthese beginnt in der Natur das organische Leben. Ganz klar, dass Magnesium besonders reich in allem enthalten ist, was grün ist – Blattgemüse, Salat, Kohl, Rüben, Hülsenfrüchte usw.

Wenn wir viel Grünes essen, versorgen wir unseren Organismus zwangsläufig mit viel Magnesium. Das Mineral wird als Erstes be-nötigt, um Nukleotide aus dem Nahrungsbrei zu gewinnen, die win-zigen Bausteine unserer Gene in den Zellkernen. Magnesium ist aber auch zentrales Kernstück von rund 100 Enzymen, die praktisch über-all in unserem Körper für lebendige chemische Reaktionen sorgen, insbesondere in den Muskelzellen.

Ohne Magnesium könnten die Osteoblasten, die knochenbildenden

Zellen, gar kein Skelett aufbauen. Dabei stecken in unserem Körper gerade mal zwischen 20 und 30 Gramm von dem Mineralstoff. Wenn aus Zuckerrüben oder Zuckerrohr Zucker wird, bleibt praktisch kein einziges Magnesiumatom mehr übrig. Ähnliches gilt für die Mehlerzeugung. Mit dem nährstoffreichen Keimling des Getreidekorns, der abgetrennt wird, gehen auch rund 80 Prozent Magnesium verloren. Wer sich weitgehend von Süßem und Hellmehlprodukten wie Brötchen, Pizza, Pasta oder hellem Brot ernährt, verurteilt seine Körperzellen zu einem langsamen Gewebstod. Schließlich essen die typischen Kuchen-, Limo- und Schokoladefans – statistisch gesehen – viel zu wenig Obst, Salat, Rohkost und Gemüse. Dies trifft vor allem für viele unserer Kinder zu, die für einen nährstoffklammen Hamburger mit Cola jede noch so prächtig-bunte Rohkostplatte weglassen. Da hat die Zucker-Mafia mit ihrer süßen Verführung beträchtliche Erfolge zu vermelden.

Mangan, die Stimmungskanone

Am Ende ihrer Reifezeit sind Zuckerrohr oder -rübe enorm reich an dem Spurenelement Mangan. Danach landet der kostbare Biostoff im Abfall der Zuckergewinnung, in der Melasse. Eigentlich sollte der Gesetzgeber die Zuckerhersteller auffordern, folgenden Vermerk auf ihren Etiketten anzubringen: »Enthält keine Vitamine und Spurenelemente, garantiert frei von natürlichen Biostoffen.«
Im Gegensatz zu andere Biostoffen hat Mangan den Ehrgeiz, bei nahezu sämtlichen Stoffwechselreaktionen im Körper in irgendeiner Weise, direkt oder indirekt, mitzumischen. So z. B. beim Stoffwechsel von Eiweiß, Kohlenhydraten oder Fett, beim Beheizen der Zellen mit Energie, bei der Produktion von Knochen und Blut und – ähnlich wie Kupfer – auch bei der Synthese von Melanin, dem Farbpigment für Haut und Haare.

Besonders stolz ist das Spurenelement aber darauf, dass es bei der körpereigenen Produktion von Happymachern und Gute-Laune-Substanzen wie Dopamin oder Noradrenalin unersetzlich ist. Ohne Mangan kann man sich nicht freuen, begeistern, verlieben.

Mangan wird dringend von den so genannten Beta-Zellen der Bauchspeicheldrüse benötigt, damit diese ihr Hormon Insulin herstellen können. Ohne Insulin kann ja bekanntlich Glukose, der Blutzucker, nicht in Körperzellen eingeschleust werden. Der weiße Kristallzucker jagt Glukosewerte im Blut nach oben. Aber es fehlt Insulin, das die gefährlich hohen Blutzucker-Konzentrationen absenkt. Auch am Beispiel Mangan zeigt sich also, wie beunruhigend und beängstigend unser Umgang mit kostbaren Naturstoffen geworden ist. Wie leichtfertig wir uns stattdessen von dem süßen Gift Zucker verführen lassen.

Selen, die Zellpolizei

Dieses Spurenelement ist extrem rar und deshalb kostbar. In 100 Gramm Zuckerrübe findet sich gerade mal ein Mikrogramm davon. Eine wenige Kilo schwere Rübe hat also ein ganzes Wachstumsjahr gebraucht, um vielleicht 40 oder 50 Millionstel Gramm Selen aus dem Erdreich zu saugen, Atom um Atom. Für eine Zuckerrübe ist dies wahrlich ein Erfolgserlebnis, umso bitterer, dass selbst diese mühsam errungenen Minimengen für die Weißzuckerindustrie nur Teil des allgemeinen Sirupmülls sind. Der Zucker selbst enthält das Element nicht mal mehr in zählbaren Atomen.

Selen ist überhaupt ein geschundenes Mineral. Mit der gewaltigen Schneeschmelze nach der Eiszeit in erheblichem Umfang aus unseren Ackerböden geschwemmt, drosselt in unseren umweltfreundlichen Zeiten schwefelreicher, saurer Regen die Selen-Aufnahme von Pflanzen. Bei der Herstellung von Mehl gehen bis zu drei Viertel

Selen flöten, beim so genannten Schleifen und Polieren von Reis zu dem weißen Supermarktendprodukt bis zu 90 Prozent.

Schade, denn Selen ist als Zellpolizei einer der wichtigsten Verbündeten unseres Immunsystems. Das Element ist Kernstück eines Schutzenzyms mit der Bezeichnung Glutathion-Peroxidase. Das Enzym bekämpft Freie Radikale, die unsere Zellen angreifen und auf diese Weise beschleunigte Altersprozesse einleiten. Darüber hinaus arbeitet Selen eng mit einem weiteren Radikalenfänger zusammen: mit Vitamin E. Gemeinsam helfen beide mit, dass unser Blutdruck nicht unnötig ansteigt und dass unsere Muskelzellen stets ausreichend mit Sauerstoff versorgt sind. Selen schützt also vor Herz-Kreislauf-Erkrankungen. Selen-Enzyme spielen auch eine wichtige Rolle bei der Produktion von Schilddrüsenhormonen und von Spermien.

Zink ist ein Individualgenie

Mit dem Spurenelement Zink sind unsere Ackerböden auch nicht gerade reichlich gesegnet, mit ein Grund, weshalb mindestens drei Viertel aller Zeitgenossen sporadisch oder permanent an Zinkmangel leiden. Freilich: Wenn das Element so verführerisch süß auf der Zunge zergehen würde wie die Weißzuckerraffinade, gäbe es diese Defizite nicht oder kaum.

Ein Mangel an Vitamin C lässt sich im Nu beheben, wenn man z. B. den Saft einer Zitrone trinkt. Ähnlich verhält es sich mit anderen Nährstoffen. Im Falle Zink sieht es da schon anders aus: Niedrige Gewebskonzentrationen lassen sich nur nach und nach, im Laufe von Wochen oder gar Monaten ausgleichen. Deshalb ist zinkreiche Kost wichtig: alles, was naturbelassen aus dem Boden wächst – und insbesondere Getreide.

Zink ist bedeutender Enzymspender, beim Bau von Bindegewebe und Sexual- bzw. Glückshormonen, für Wachstums- und Verjüngungsprozesse unserer Zellen, für gesunde Haut und volles Haar, speziell auch für eine perfekt funktionierende Hornhaut und Netzhaut des Auges.

Wissenschaftler haben in unseren Genen in den Zellkernen winzig kleine Hilfsmoleküle entdeckt, die zinkabhängig sind und die dafür sorgen, dass sich ein Mangel an Zink in der Nahrung nur möglichst geringfügig auf die Schaltzentralen unserer Lebensfähigkeit auswirken, nämlich auf die Chromosomen. Außerdem auch auf deren Ausprägungsmuster, die so genannten Ribonukleinsäuren, nach deren Stanzvorlage unsere Zellen ihre vitalisierenden Zellproteine zusammenknüpfen. Diese Hilfsmoleküle tragen die Bezeichnung »Zink-Finger«. Sie gelten als Sinnbild dafür, wie unerlässlich jeder einzelne Nährstoff für das Funktionieren des Gesamtkunstwerks Mensch ist. Zucker ist hingegen Sinnbild dafür, wie unnötig oder schädlich jedes Lebensmittel ist, das wir Menschen seiner kostbaren Inhaltsstoffe beraubt haben.

Süß essen und trinken ohne Zucker und Süßstoff

Man muss immer wieder staunen, wie phantastisch die Natur die Existenz ihrer Geschöpfe und Pflanzen organisiert hat. Da ist wirklich alles durchdacht, nichts dem Zufall überlassen, alles steckt voller Wunder, Rätsel und Geheimnisse. Freilich: Die Natur hat rund vier Milliarden Jahre Zeit gehabt, um das Leben auf der Erde so trefflich zu gestalten.

So ein kleines Wunder ist auch das Fruktose- oder Fruchtzuckermolekül. Es ist ganz ähnlich aufgebaut wie seine Zwillingsschwester, die Glukose. Nämlich mit einem Rückgrat aus sechs Kohlenstoffatomen. Die sind unter den Monosacchariden, den Einfachzuckern, die wirkungsvollsten. Glukose und Fruktose arbeiten oder spielen bei Leben spendenden Mechanismen äußerst eng zusammen. Oder besser gesagt: Sie sind die Basis für alles Leben auf der Erde.

Wenn eine Erdbeere ihrem höchsten Reifepunkt entgegenwächst, wird sie leuchtend rot, weil sie viele Karotene synthetisiert, Farbstoffmoleküle, die ihr üppiges Fruchtfleisch vor Freien Radikalen schützen. Die kleine Erdbeere produziert aber auch viel Glukose, die kleinste Einheit der Kohlenhydrate. Wenn sie nämlich schließlich überreif abfällt, müssen ihre winzigen Kerne, die die Erbanlagen tragen, mit Nährstoffen versorgt werden, um die Herbst- und Wintermonate zu überdauern. Immer vorausgesetzt, die Kerne können sich rechtzeitig genug ins wärmende Erdreich eingraben.

Außerdem synthetisiert die Erdbeere viel Fruktose. Deshalb schmeckt sie auch so herrlich süß. Auch dies hat die Natur so eingeplant. Wenn nämlich reife Früchte auf dem Boden liegen, werden sie als Erstes von stets präsenten Hefepilzen und Bakterien besiedelt. Die stürzen sich als Erstes auf ihre Lieblingsspeise Fruktose und scheiden Gärungsprodukte wie z. B. Alkohol oder Essig aus. Der Alkohol macht danach das faulende Fruchtfleisch ziemlich ungenießbar für andere Tierchen, wie z. B. Insekten, Würmer oder Vögel, sodass die Fruchtkerne unbehelligt bleiben und am Ende ein neuer Strauch, Baum oder auch Rosengewächse wie die Erdbeere aus dem Boden wachsen können.

Fruktose, den Fruchtzucker, gibt es in der Natur reichlich, ein Grund mehr, den Fabrikzucker links liegen zu lassen. Mit Fruchtzucker lässt sich ebenso süßen wie mit dem Kristallzucker aus der Dose. Wer sich auf Fruchtzucker als Süßungsmittel besinnt, kann auch gleich eine faszinierende Reise durch die Welt exotischer Früchte unternehmen. Da hat jede Frucht ihren unverwechselbaren Eigengeschmack, Weißzucker hingegen schmeckt immer gleich.

Doch selbst bei der Verwendung von Fruchtzucker in der Küche sollte man vorsichtig sein. Immer daran denken: nur wenig verwenden. Zwar ist die Fruktose gesünder als die weiße Raffinade, in höheren Dosierungen stimuliert aber auch sie die Synthese von Insulin. Außerdem: Auch Fruchtzucker kann dick machen.

Die süßesten Früchte

- Ananas
- reife Bananen
- Datteln
- Feigen
- Mandarinen
- Orangen
- Papaya
- Äpfel
- Birnen
- Mirabellen
- Pflaumen

- Pfirsich
- Kirschen
- Aprikosen
- Brombeeren
- Erdbeeren
- Weintrauben

Fruktosereich süßen mit

- Honig
- Melasse
- Ahornsirup

Wichtige Adressen, bei denen man sich erkundigen und Rat einholen kann

Bundesinstitut für Verbraucherschutz, Ernährung und Landwirtschaft
Besucheranschrift: Rochusstraße 1, 53123 Bonn
Telefon: 0228/529-0
Internet: www.verbraucherministerium.de

Bundesforschungsanstalt für Ernährung
Haid-und-Neu-Straße 9, 76131 Karlsruhe
Telefon: 0721/6625-0
Internet: www.bfa-ernaehrung.de

Informations- und Dokumentationsstelle am Institut für Ernährungswissenschaften der Justus-Liebig-Universität in Gießen
Goethestraße 55, 35390 Gießen
Telefon: 0641/9932101
Internet: www.nutriinfo.de

VIS Verbraucherschutz in Bayern
Bayerisches Staatsministerium für Umwelt, Gesundheit und Verbraucherschutz
Schellingstraße 155, 80797 München
Telefon: 089/217004
Internet: www.vis.bayern.de

aid infodienst für Verbraucherschutz, Ernährung, Landwirtschaft e.V.
Friedrich-Ebert-Straße 3, 53177 Bonn
Internet: www.was-wir-essen.de

Bund für Lebensmittelrecht und Lebensmittelkunde e.V.
Godesberger Allee 142-148
Telefon: 0228/8199327
Internet: www.bll.de

Bundeszentrale für gesundheitliche Aufklärung
Ostmerheimer Straße 220, 51109 Köln
Telefon: 0221/8992-0
Internet: www.bzga.de

Deutsche Gesellschaft für Ernährung
Godesberger Allee 18, 53175 Bonn
Telefon: 0228/3776600
Internet: www.dge.de

Wissenschaftliches Quellenverzeichnis*

Kapitel II: Wie aus Zucker Fett entsteht

Gudbjornsdottir S, Elam M, Sellgren J, Anderson EA: Insulin increases forearm vascular resistance in obese, insulin resistant hypertensives. J Hypertens 1996 Jan; 14 (l): 91-7.

Kaplan NM: Obesity in hypertension: effects on prognosis and treatment. J Hypertens Suppl 1998 Jan, 16: S35-7.

Najjar MF, Rowland M: Anthropometric Data and Prevelance of Overweight, United States. Vital and Health Statistics, Series 11, No. 238, Washington, D.C. U.S. Government Printing Office, 1987.

Kuczmarski RJ: Am. J. Clin. Nutr., 55:S495-502, 1992.

Andres, R, Elaji D, Tobin JD, et al: Ann. Intern. Med. 103 :1030-1033, 1985.

Brockerhoff H, Jensen RG: Lipolytic Enzymes. New York, Academic Press, 1974.

Mansbach CM, Dowell RF, Pritchett D: Am. J. Physiol. 26:G530-539, 1991.

Eisenberg S: High Density Lipoprotein Metabolism: J. Lipid. Res. 25:1017-1058, 1984.

Bruker M.O. Gesellschaft für Gesundheitsberatung, 1996-1999, Lahnstein.

Thiery J, Seidel D: Atherosclerosis, 63:53.56, 1987.

Grundy SM: Metabolic complications of obesity. Endocrine.200, Oct; 13(2):155-65.

Poston WS, Hyder ML, O'Byrne KK, Foreyt, JP: Where do diets, exercise, and behavior modification fit in the treatment of obesity? Endocrine 2000 Oct; 13(2):187-92.

Van Dijk G, de Vries K, Benthem L, Nyakas C, Buwalda B, Scheurin AJ: Neuroendocrinology of insulin resistance: metabolic and endocrine aspects of adiposity. Eur J Pharmacol. 2003 Nov. 7; 480(1-3) :31-42.

Van Tilburg JH, Sandkuijl LA, Strengman E, Pearson PL, van Haef TW, Wijmenga C : Variance-component analysis of obesity in type 2 diabetes

---

* Quellenangaben in Originalkennung.

confirms Loci on chromosomes 1q and 11q. Obes Res. 2003 Nov; 11(11) : 1290-4.

Wang LY, Yang Q, Lowry L, Wechsler H: Economic analysis of a school-based obesity prevention program. Obes Rs. 2003 Nov; 11(11):1313-24.

Haffner S, Taegtmeyer H: Epidemic obesity and the metabolic syndrome. Circulation. 2003 Sep 30; 108(13):1552-3.

Paeratakul S, Ferdinand DP, Champagne CM, Ryan DH, Bray GA: Fast-food consumption among US adults and children: dietary and nutrient intake profile. J Am Diet Assoc. 2003 Oct; 103(10):1296-7.

Oflaz H, Ozbey N, Mantar F, Genchellac H, Mercanoglu F, Sencer E, Molvaliar S, Orhan Y: Determination of endothelial function and early atherosclerotic changes in healthy obese women. Diabetes Nutr Metab. 2003 Jun; 16(3):176-81.

Marchesini G et al: Psychiatric distress and health-related quality of life in obesity. Diabetes Nutr. Metab. 2003 Jun; 16(3):145-54.

Peterson LR et al: Glucose intolerance and obesity alter myocardial metabolism in young women. J Am Coll Cardiol. 2003 Mar; 41(6 Suppl B): 428

Gina Kolata: Obesity Declared a Disease. Science, Vol. 227, No. 4690, Mar 1, 1985. pp. 1019-1020.

Nieman DC: Theories of Obesity. The Sports Medicine Fitness Course, pp. 301-309. Bull Publishing, Palo Alto. CA.

Van Stallie T: Genetics of Obesity. The New England Journal of Medicine, Vol. 314, No. 4, Jan 1986, pp. 239-240, Massachusetts Medical Society.

Kapitel III: Zuckerkrank durch Zucker

Whittemore R, Bak PS, Melkus GD, Grey M: Promoting lifestyle changes in the prevention and management of type 2 diabetes. J Am Acad Nurse Pract. 2003 Aug; 15(8):341-9.

Parks EJ: Dietary carbohydrate's effects on lipogenesis and the relation of lipogenesis to blood insulin and glucose concentrations. Br J Nutr 2002 May; 87 Suppl 2:S247-53

Davis CL, Kapuku G, Snieder H, Kumar M, Treiber FA: Insulin resistance syndrome and left ventricular mass in healthy young people. Am J Med Sci 2002 Aug; 324(2):72-5.

Fajans SS, Rifkin H, Porte D jr: Diabetes Mellitus. 4th Ed. New York, Elsevier, 1990.

Franz M, Krosnick A, Maschak-Carey BJ et al: Goals for Diabetic Education. Chicago. American Diabetes Association, 1986.

Daweke H, Haase J, Irmscher K: Diätkatalog. Ernährungstherapie, Indikation und klinische Grundlagen. Springer-Verlag, Berlin, 1979.

Tausk M: Pharmakologie der Hormone. Thieme Verlag, Stuttgart, 1979.

Zammit VA: Insulin stimulation of hepatic triaglycerol secretion in the insulin-replete state: implications for the etiology of peripher insulin resistance. Ann N Y Acad Sci 2002 Jun; 967:52-65.

Sowers JR: Recommendations for special populations: diabetes mellitus and the metabolic syndrome. Am J. Hypertens. 2003 Nov; 16(11 Pt 2):41-5.

Caballero AE: Endothelial dysfunction in obesity and insulin resistance: a road to diabetes and heart disease. Obes Res. 2003 Nov; (11):1278-89.

Turk Z et al: Products of advanced glycation in patients with type 2 diabetes and vascular disease. Am Clin Biochem. 2003 Sep; 40(Pt 5):532-9.

Rabbar S, Figarola JL: Novel inhibitors of advanced glycation endproducts. Arch Biochem Biophys. 2003 Nov 1; 419(1):63-79.

Baynes JW: Chemical modification of proteins by lipids in diabetes. Clin Chem Lab Med. 2003 Sep; 41(9):1150-63.

Kriska AM et al: Physical activity, obesity, and the incidence of type 2 diabetes in a high-risk population. Am J Epidemiol. 2003 Oct. 1; 158(7):669-73.

Gannon MC, Nuttall FQ, Saeed A, Jordan K, Hoover H: An increase in dietary protein improves the blood glucose response in persons with type 2 diabetes. Am J. Clin Nutr. 2003 Oct; 78(4):734-41.

Anderson JW, Geil PB: Nutritional Management of Diabetes Mellitus. Modern Nutrition in Health and Disease. 8th Edition. 1994. Lea & Febiger, Philadelphia, PA.

Elliott SS, Keim NL, Stern JS, Teff K, Havel PJ: Fructose, weight gain, and the insulin resistance syndrome. Am J. Clin Nutr. 2002 Nov; 76(5):911-22.

Albu J, Khan N: The management of the obese diabetic patient. Prim Care. 2003 Jun; 30(2):465-91.

Kadowaki T, Hara K, Yamauchi T, Terauchi Y, Tobe K, Nagai R: Molecular mechanism of insulin resistance and obesity. Exp Biol Med (Maywood). 2003 Nov; 228(20):1111-7.

Barroso I et al: Candidate Gene Association Study in Type 2 Diabetes Indicates a Role for Genes Involved in beta-Cell Function as Well as Insulin Action. PloS Biol. 2003 Oct; 1(1):E20.

Kapitel IV: Bluthochdruck – der süße Tod

Kurl S, Tuomainen TP, Laukkanen JA et al: Plasma vitamin C modifies the association between hypertension and risk of stroke. Stroke 2002 Jun; 33(6):1568-73.

Cubeddu LX, Hoffmann IS: Insulin resistance and upper-normal glucose levels in hypertension: a review. J Hum Hypertens 2002 Mar; 16 Suppl 1:S52-5

Uyeda K, Yanashita H, Kawaguchi T: Carbohydrate responsive element-binding protein (ChREBP): a key regulator of glucose metabolism and fat storage. Biochem Pharmacol 2002 Jun 15; 63(12):2075-80.

Kotchen TA, Kotchen JM: Dietary sodium and blood pressure: interactions with other nutrients. Am J Clin Nutr 1997 Feb; 65(2 Suppl):S708-711.

Sprecher DL, Pearce GL: How deadly is the »deadly quartet«? A post-CABG evaluation. J Am Coll Cardiol 2000 Oct; 36(4):1159-65.

Opara JU, Levine JH: The deadly quartet – the insulin resistance syndrome. South Med J 1997 Dec; 90(12):1162-8.

Deedwania PC: Mechanism of the deadly quartet. Can J Cardiol 2000 Aug; 16 Suppl E:17E-20E.

Hauner H: Insulin resistance and the metabolic syndrome – a challenge of the new millennium. Eur J Clin Nutr 2002 Mar; 56 Suppl 1:S25-9.

Kaplan NM: The deadly quartet and the insulin resistance syndrome: an historical overview. Hypertens Res 1996 Jun:19 Suppl 1:S9-11.

Kaplan NM: The deadly quartet. Upper-body obesity, glucose intolerance, hypertriglyceridemia, and hypertension. Arch Intern Med 1989 Jul; 149(7):1514-20.

Frohlich ED, Reisn E: Hemodynamics in patients with overweight and hypertension. In: The Heart in Hypertension. Edited by ME Safar, Amsterdam, Martinus Nijhoff, 1989, pp. 117-125.

Svetky LP, Klotman PE: Blood pressure and potassium intake. In: Hypertension: Pathophysiology, Diagnosis, and Management. New York, Raven Press, 1990.

Trials of Hypertension Prevention Collaborative Research Group: JAMA, 267:1213-1220, 1992.

Kosachunhanun N et al: Genetic determinants of nonmodulating hypertension. Hypertension 2003 Nov; 42(5):901-8.

Baltali M, Goekel A et al: Association between the metabolic syndrome and newly diagnosed coronary artery disease. Diabetes Nutr Metab. 2003 Jun; 16(3):169-75.

Oron-Herman M, Rosenthal T, Sela BA: Hyperhomocysteinemia as a component of syndrome X. Metabolism. 2003 Nov; 52(11):1491-5.

Kotchen TA, Kotchen JM: Nutrition, Diet, and Hypertension. Modern Nutrition in Health and Disease, Lea & Febiger, Philadelphia, 1994.

Kapitel V: Kariesgefahr durch Zucker

Majewski RF: Adolescent caries: a discussion on diet and other factors, including soft drink consumption. J Mich Dent Assoc. 2001 Feb; 83(2):32-4.

Touger-Decker R, van Loveren C: Sugars and dental caries. Am J Clin Nutr. 2003 Oct; 78(4):881S-892S.

Marshall TA, Levy SM et al: Dental caries and beverage consumption in young children. Pediatrics. 2003 Sep; 112(3 Pt 1):e184-91.

DePaola DP, Faine MP, Vogel RI: Nutrition in Relation to Dental Medicine. Modern Nutrition in Health and Disease, Lea & Febiger, Philadelphia, 1994.

Campaign AC et al: Sugar-starch combinations in food and the relationship to dental caries in low-risk adolescents. Eur J Oral Sci. 2003 Aug; 111(4) :316-25.

Surgeon General's Report on Nutrition and Health: Dental Diseases. U.S. Department of Health & Human Services. Publ. No. 88-50210. Washington D.C., 1988, pp. 345-380.

Mobley CC: Nutrition and dental caries. Dent Clin North Am. 2003 Apr; 47(2):319-36.

Kapitel VI: Nerven und Psyche – Zuckerkonsum kann unglücklich machen

Airola P: Hypoglycemia: A Better Approach. Health Plus Publishers, Sherwood, Oregon, 1990.

Anderson H: Regulation of Food Intake. Modern Nutrition in Health and Disease, Lea& Febiger, Philadelphia, 1994.

Clark N: Energy: Are these fast fuelers for you? Physician and Sportsmedicine 1995; 23(9):7-8.

Gans D: Sucrose and unusual childhood behavior. Nutrition Today 1991; 26 (May/June):8-14.

Greenhaff P et al: Carbohydrate metabolism. Principles of Exercise Biochemistry, 1993. ed. J. Poortmans, Basel, Switzerland, Karger.

International Life Science Institute, 1995. Complex carbohydrates: The science and the label. Nutrition Reviews 53:186-93.

Slavin J: Whole grains and health: Separating the wheat from the chaff. Nutrition Today 1994; 29 (4):6-11.

Watton P, Rhodes E: Glycemic index and optimal performance. Sports Medicine 1997; 23:164-72.

Cryer PE: Symptoms of hypoglycemia, thresholds for their occurrence, hypoglycemia unawareness. Endocrinol Metab Clin North Am. 1999 Sep; 28(3):495-500.

Niaman LK: Dynamic evaluation of adrenal hypofunction. Endocrinol Invest. 2003; 26(7 Suppl):74-82.

Gold AE, MacLeod KM, Frier BM, Deary IJ: Changes in mood during acute hypoglycemia in healthy participants. J Pers Psychol. 1995 Mar; 68(3) :498-504.

Merbis MA, Snock FJ, Kane K, Heine RJ : Hypoglycemia induces emotional disruption. Patient Educ Couns. 1996 Oct; 29(1):117-22.

McCrimmon RJ, Frier BM, Deary IJ: Appraisal of mood and personality during hypoglycemia in human subjects. Physiol. Behav. 1999 Aug 1; 67(1):27-33.

Kapitel VII: Zuckersucht: Gefahr für unsere Kinder

Reich A, Muller G, Gelbrich G, Deutscher K, Godicke R, Kiess W: Obesity and blood pressure-results from the examination of 2365 schoolchildren in Germany. Int J Obes Relat Metab Disord. 2003 Dec; 27(12):1459-64.

Steinberger J, Diagnosis of the metabolic syndrome in children. Curr Opin Lipidol. 2003 Dec; 14(6):555-9.

Etelson D, Brand DA, Patrick PA, Shirali A: Childhood obesity: do parents recognize the health risks? Obes Res. 2003 Nov; 11(11):1362-8.

Ess-Störungen. Informationen für Betroffene, Angehörige, Fachleute und allgemein Interessierte. Bundeszentrale für gesundheitliche Aufklärung, 2003.

Ernährung und Gesundheit. Staatliche Ernährungs- und Verbraucherberatung in Bayern. Bayerisches Staatsministerium für Umwelt, Gesundheit und Verbraucherschutz.

Thorsdottir I, Ramel A: Dietary intake of 10-16-year-old children and adolescents in central and northern Europe and association with the incidence of type 1 diabetes. Ann Nutr. Metab. 2003; 47(6):267-75.

Sigman-Grant M, Moritz J: Defining and interpreting intakes of sugars. Am J Clin Nutr. 2003 Oct; 78(4):S815-826.

Alexy U, Sichert-Hellert W, Kersting M: Associations between intake of added sugars and intakes of nutrients and food groups in the diets of German children and adolescents. Br J Nutr. 2003 Aug; 90(2):441-7.

Ernährungsempfehlungen für Kinder. 1999-2003. Forschungsinstitut für Kinderernährung Dortmund.

McCarthy AM, Lindgren S, Mengeling MA, Tsalikian E, Engvall JC: Effects of diabetes on learning in children. Pediatrics. 2002 Jan; 109(1):E9.

Kapitel VIII: Gesund ohne Zucker: das Ernährungsprogramm

Tordoff MG, Friedman ML: Drinking saccharin increases food intake and preference-IV. Cephalic phase and metabolic factors. Appetite 1989 Feb; 12(1):37-56.

Parka MW: Diet, Cancer and Food Safety. Modern Nutrition in Health and Disease. Lea & Febiger, Philadelphia, 1994.

Kasper H: Ernährungsmedizin und Diätetik. Urban & Schwarzenberg, 1987.

Schulze J, Bock W (Herausgeber): Aktuelle Aspekte der Ballaststoff-Forschung. Behr's Verlag, 1993.

RDA, Recommended Dietary Allowances. Tenth Edition 1989. RDA's Food and Nutrition Board, Commission on Life Sciences, National Research Council. National Academy Press, Washington, D.C.